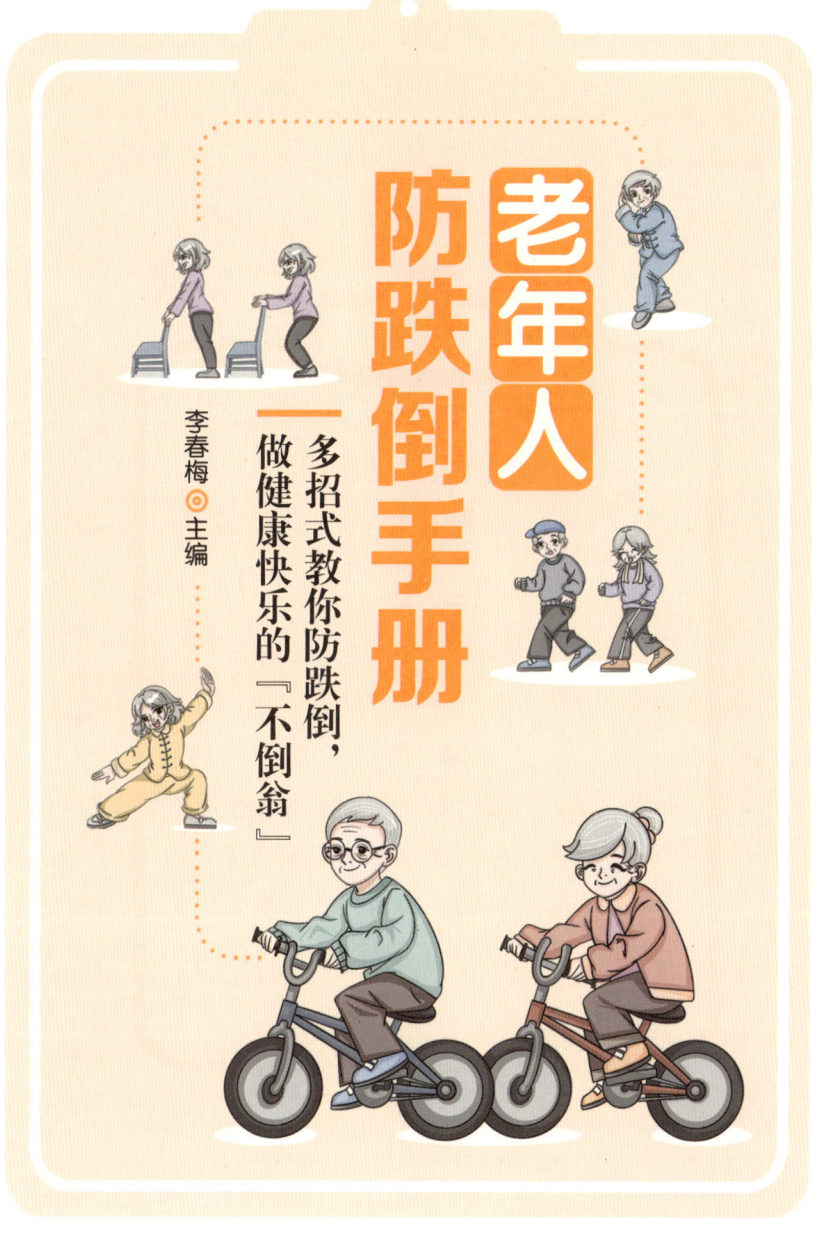

老年人防跌倒手册

多招式教你防跌倒，做健康快乐的『不倒翁』

李春梅 ◎ 主编

CTS K 湖南科学技术出版社·长沙

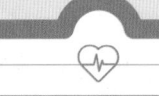

《老年人防跌倒手册》
编委会

主 编

李春梅 广州中医药大学第三附属医院

编 委

汪晓岚 肖桂花 邹秀嫦 谢伽慧
刘 灵 田 林 严婷婷 向倩倩
梁嘉垚 李佩珊 魏小慧 古群花
蓝佩佩 简智虹 梁浪仪 李 瑶

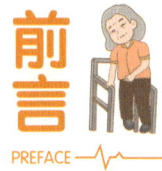

国际上通常用老年人口比重作为衡量人口老龄化的标准，一般把65岁及以上的人口占总人口比例达7%，或60岁及以上的人口占总人口比重达到10%，作为一个国家或地区进入老龄化社会（或老年型人口）的标准。中国从1999年开始迈入老龄化社会。2010年第六次全国人口普查数据显示，我国60岁及以上的老年人达1.78亿，占总人口的13.26%，其中65岁及以上的老年人为1.19亿，占总人口的8.87%。中国成为世界上第一个老年人口超过1亿的国家。预计2025年我国老年人口将达到3亿，2050年将突破4亿。

人口老龄化是我国当前和今后一个时期的基本国情。人口老龄化、老龄化人口高龄化给社会生活带来巨大的影响，也给家庭和国家带来新的挑战。老龄问题成为我国经济发展和社会进步过程中不可忽视的重大社会问题。

随着年龄的增长，人体各个系统的功能逐渐减退衰老，器官功能、免疫系统及神经肌肉骨骼系统功能均受到影响，随之出现一系列的健康问题，给老年人的健康带来了挑战。

跌倒，是老年人的健康杀手。随着人口老龄化的加剧，因跌倒到医院就诊的老年患者比例增大，跌倒已成为威胁老年人安全的重要因素。跌倒被世界卫生组织（WHO）认为是老年人慢性致残的第三大原因，有文献统计，全球每年大约30%的65岁以上老年人发生过跌倒，15%发生过二次跌倒。跌倒每年造成全球42.4万人死亡，其中80%发生在中低收入国家。在中国，跌倒是

65 岁及以上人群因伤害死亡的第一位原因。跌倒不仅对老年人自身造成严重的危害，还会对家庭和社会产生巨大的负担，如因跌倒后造成的疾病治疗、康复、照护、死亡等，都带来了经济、时间、人力上的额外负担。另外，有些跌倒虽然没有给老年人带来身体上的伤害，但是让他们产生了心理上的恐惧，让患者形成"跌倒—丧失信心—不敢活动—器官功能减退—更易跌倒"的恶性循环。

尽管如此，社会上对老年人跌倒的问题仍然认识不够，多数民众对于跌倒的危害性缺乏了解，对如何预防跌倒、跌倒后如何处理知之甚少。跌倒，其实重在预防。做好跌倒的预防措施，可以减少跌倒的发生，减轻跌倒所产生的伤害，从而减轻跌倒对患者、患者家庭和社会造成的负担。另外，如果已经采取一系列的防跌倒措施，老年人仍出现了跌倒受伤的情况，应该如何应对处理，也是民众亟待了解的健康知识。尽早采取有效的急救措施，能够将跌倒对老年人的伤害降到最低，危急关头甚至可以挽回宝贵的生命。

基于以上的这些情况，本书将从老年人发生跌倒的生理、病理因素，跌倒对老年人产生的危害，老年人跌倒风险自我评估，老年人跌倒的预防和管理，跌倒后的应急处理，如何关注老年人心理健康、让老年人安享老年生活等方面，配合多个案例，用多种招式向读者传递防跌倒的相关知识，唤起社会大众对预防跌倒的重视，教会大家如何预防跌倒。

老年人曾经的职业中，有保家卫国的英勇战士，有殚精竭虑的人民教师，有救死扶伤的白衣天使，有兢兢业业的工程师……他们曾为国家的建设和发展奉献出自己的青春和热血，他们为养育儿女投入了毕生的汗水和心血，他们是维持家庭稳定和社会和谐的重要基石。如今，他们老了，理应得到社会的尊重和关爱，理应过上健康、舒适、有尊严的晚年生活。我们重视老年人跌倒问题，多招式教老年人防跌倒，是对社会的责任，也是为社会稳定和发展奉献自己的一份力量。

最后，希望老年人能看到这本书，能从自身做起，重视防跌；也希望年轻人能看到这本书，给老年人更多的帮助和指导。愿老年人不再跌倒，晚年生活平安顺遂。

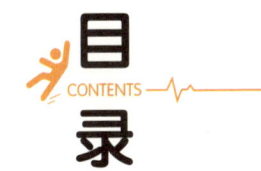

目录
CONTENTS

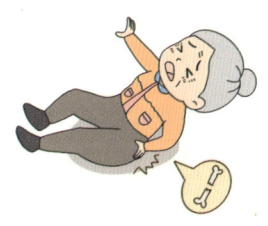

第一章

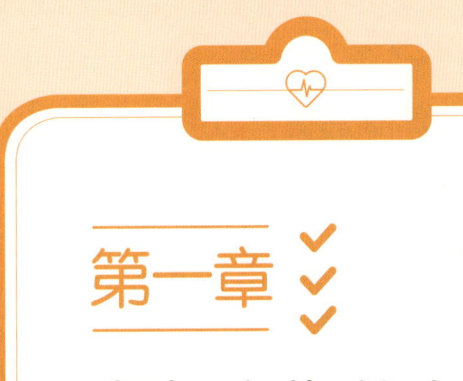

老年人为什么
容易跌倒

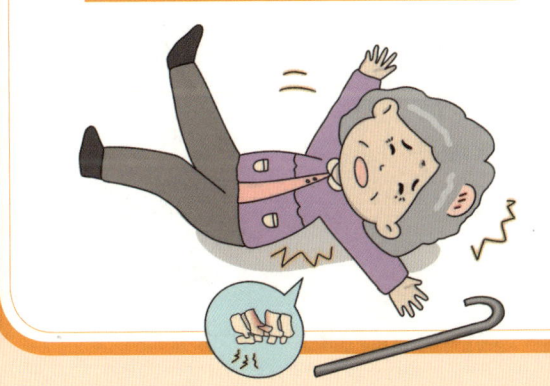

或许昨天我们还看到李爷爷和张奶奶在打麻将，今天就听说他跌倒了。跌倒，离我们很近很近。正确认识跌倒，清楚老年人为什么跌倒，对我们在生活中预防跌倒至关重要。

一 什么是跌倒

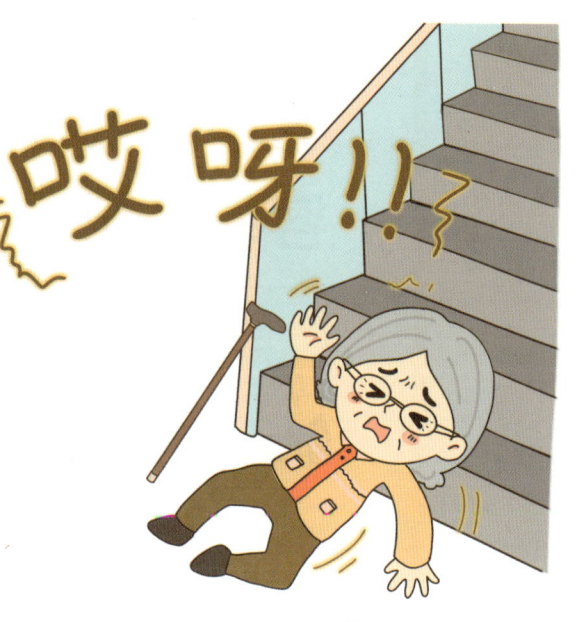

"跌倒"这个词，相信大家不会陌生。"跌倒"这件事也经常会在我们身边发生：隔壁家陈奶奶半夜起床上厕所，突然感觉头晕目眩、全身乏力，接着在厕所跌了一跤；单位同事黄阿姨上超市买菜，不小心脚下打滑跌倒在地；远房亲戚梁叔中风后腿脚不利索，上楼梯的时候，一不小心摔了一跤……跌倒，我们平时又叫摔跤、摔倒、滑倒、跌落，是指突然发生的、非主动或故意去做出的倒在地面或其他物体上的一种动作。如何对跌倒进行分类呢？按照世界卫生组织《疾病和有关健康问题的国际统计分类 ICD-10》（第十次修订本）对于"跌倒"的规定，跌倒主要包括以下两类：（1）在同一平面发生的跌倒，如站着或者行走着突然跌倒在地面上；（2）从较高的平面跌倒到较低的平面上，如从床上、凳子上或楼梯上跌落下来。

二 人体正常活动的原理

人在身体健康的情况下，可以自如活动，会主动规避危险、避免跌倒，这靠的是什么？依靠的是多个系统的功能相互协调。

1. 神经系统。 神经系统包括中枢神经系统和周围神经系统。中枢神经系统主要由人的大脑和脊髓组成，周围神经则遍布人体全身。如果将人体比作一支军队，那么大脑就好比军队里发号施令的总司令，大脑发出神经指令，神经指令沿脊髓往下传，到达周围神经再传到相应的肌肉，支配肌肉收缩与舒张，牵拉其附着的骨骼做出站立、前进、后退、左转、右转等动作。

2. 骨骼肌。 骨骼肌是附着在骨骼上的肌肉，起到维持人体正常体形和支配骨骼完成运动的作用。骨骼肌就好比军队里的师长，接收到神经系统发布的神经指令后，带动骨骼完成运动。

3. 骨骼系统。 骨骼系统包括人体的各种骨头、关节、韧带。骨骼是构成人体最基础的架构，起到支撑身体、保护内脏、供肌肉附着和运动等作用。骨骼就像是军队里的士兵，在神经系统的支配下，由骨骼肌控制骨骼运动。

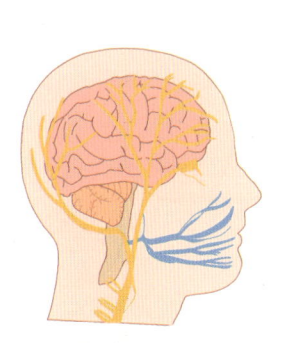 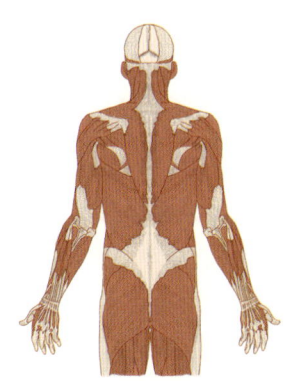 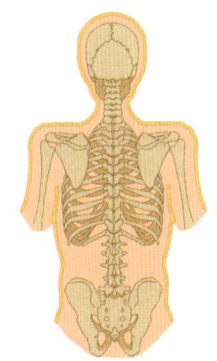

1. 神经系统　　　　　2. 骨骼肌　　　　　3. 骨骼系统

4. 心血管及呼吸系统。 心血管及呼吸系统为人体活动提供必需的血液和氧气，就好比军队里的能源补给站，为军队提供源源不断的能量，是军队继续前行的动力来源。

5. **消化系统。**消化系统通过胃、大肠、小肠等多个器官的协调配合实现对食物的消化吸收，维持新陈代谢正常运转，保持各种微量元素和酸碱平衡，为人体活动提供营养支持，就好比军队里的炊事班，让军队成员吃饱喝足有力气战斗。

6. **感官系统。**包括眼、耳、鼻、口、喉和皮肤。眼睛是视觉器官，耳朵是听觉器官，鼻子是嗅觉器官，口舌是味觉器官，喉咙是发声器官，皮肤是触觉器官。感官系统在脑神经支配下具有搜集、接收、感应各类外界信息的作用，就像是军队里的侦察兵，能够及时发现环境中的危险因素，提醒大脑作出规避危险的反应。比如说，人走在路上，眼睛看到前方地面上有障碍物，就会提醒大脑，让大脑指挥身体做出位置移动、躲避等动作，避免因撞到障碍物而跌倒受伤。

人体正常活动依靠以上多个系统的相互配合才能进行，一环扣一环，缺一不可。一旦其中一个环节出现了问题，就会破坏人体的动态平衡，引发跌倒的风险。

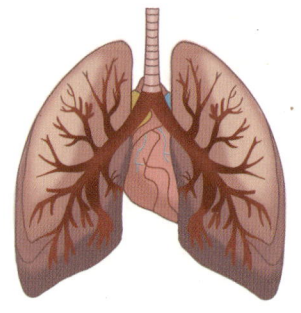

4. 心血管及呼吸系统

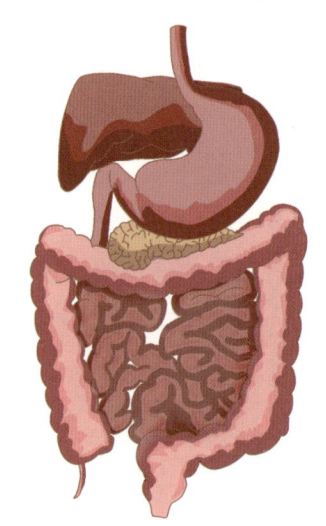

5. 消化系统

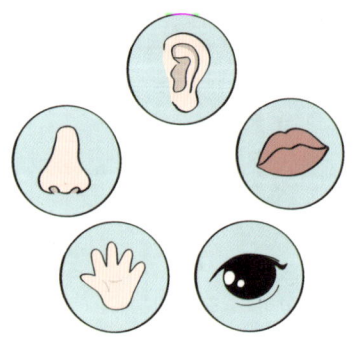

6. 感官系统

三 老年人的身体功能变化

人老了，身体各项生理功能会逐渐地下降，表现为疲惫、虚弱、肢体乏力、动作缓慢和反应迟钝等。从生物学的角度来说，衰老的生理表现有：

1. 形态变化。主要由细胞变化引起。主要表现为：①器官与组织变化。由于内脏器官和组织的细胞数量减少，导致萎缩、重量减轻。②外貌变化。随着年龄的增长，体形和外貌出现变化，如：头发花白；皮肤弹性降低，出现皱纹、老年斑；牙齿松动、脱落；耳聋眼花以及驼背、身高逐渐降低；等等。

2. 生理功能减退。主要表现为：①神经系统衰退。脑细胞减少且大脑出现萎缩性变化，老年人的大脑重量平均比成年人少 50～150 克，70 岁时脑重量为年轻时的 95%，90 岁时低至 80%。人老后，神经传导速度降低，动作变得迟缓，反应速度和身体灵活性都会降低。②肌肉骨骼变化。随着年龄的增长，人的肌肉弹性降低，力量减弱，而骨骼中的有机成分减少，无机成分增多，也会使骨的弹性和韧性降低，脆性增加，更容易发生骨折。另一方面，关节软骨被侵蚀磨损，关节液减少，关节变得僵硬和脆弱，所以不少老年人还出现了关节疼痛、关节炎等症状。③心肺功能衰退。老年人心肌纤维逐渐萎缩，心肌细胞内老年色素（脂褐素）沉积，心脏收缩/舒张力量减弱；肺组织萎缩，肺泡回缩力减弱，肺容量降低，呼吸功能减退，代偿能力降低。④消化功能衰退。胃肠消化、吸收的能力变差，可能会出现消化不良、便秘、腹泻、营养不良等症状。⑤感官系统功能衰退。随年龄增长，出现视力下降，听觉、嗅觉、味觉、触觉灵敏度等出现不同程度的减弱。

人的生理性衰老是不可逆转的，也无法避免。老年人身体的生理性衰老会显著增加他们跌倒的风险。但是，通过建立良好的生活习惯、健康的饮食方式并采取科学的保健措施，能在一定程度上延缓衰老，预防跌倒发生，提高生活质量。

四 跌倒的高发人群有哪些

跌倒的高发人群主要有：年龄超过 60 岁的老年人、曾有跌倒经历者、糖尿病患者、贫血或血压不稳定者、意识不清者、肢体活动障碍者、营养不良者、虚弱者、眩晕者或服用某些特殊药物者等。

1. 年龄超过 60 岁的老年人。老年人是成年人中最容易发生跌倒的人群。老年人由于衰老或疾病造成的认知、视觉、平衡能力减退，关节活动障碍，肌肉力量减弱，反应时间延长等变化，跌倒的风险相比非老年人大大增加。有文献统计，全球每年大约 30% 的 65 岁以上老年人发生过跌倒，15% 发生过二次跌倒。

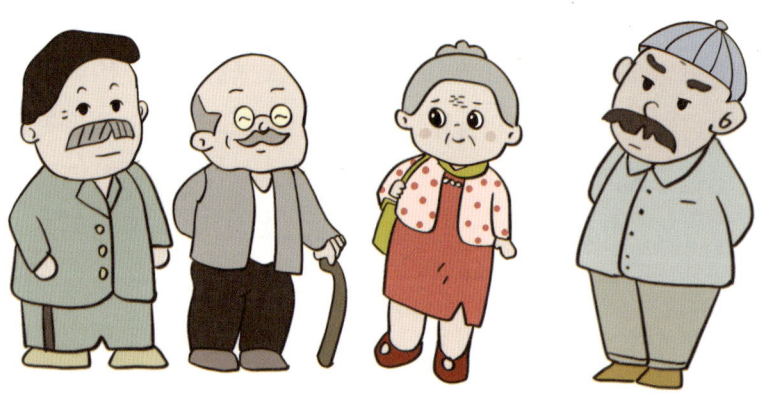

2. 曾有跌倒经历者。曾经跌倒过的人通常存在身体功能衰弱或疾病等方面问题，跌倒后对身体产生的创伤会加重其衰弱程度和病情，因此容易再次发生跌倒。同时，跌倒会对人的心理产生不良的影响，让人形成"跌倒—丧失信心—不敢活动—器官功能减退—更易跌倒"的恶性循环。

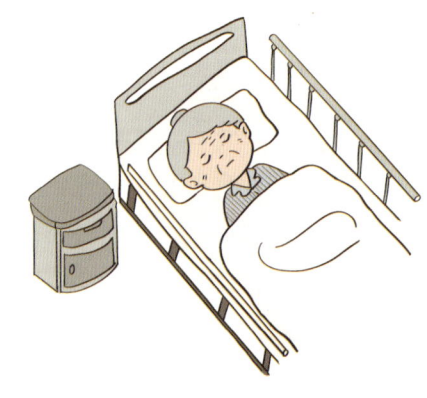

3. **糖尿病患者、贫血或血压不稳定者。**糖尿病患者因血糖调整机制障碍，有可能因酮症酸中毒出现血糖过高、昏迷，也可能会出现低血糖反应而晕倒；贫血或血压不稳定者有可能因为大脑供血、供氧不足而出现眩晕甚至猝倒。以上这些情况都可能会使人发生意外跌倒。

4. **意识不清者。**意识不清醒者对周围环境失去认知力和判断力，不能有效地控制自己的身体来应对周围的环境，容易发生跌倒。

5. **肢体活动障碍者。**脑部疾病、脊髓疾病、周围神经损伤或者外伤骨折者会出现肢体活动障碍，比如说肢体力量减弱或者丧失、行走步态不稳、行走困难等情况，这类人群很容易发生跌倒。

6. **营养不良、虚弱者。**营养不良、身体虚弱者往往腰酸腿软、四肢无力、精神疲倦，这类人群随时可能出现晕倒、跌倒的情况。

7. **眩晕者。**眩晕，我们平常也叫头晕，人会感觉头脑昏昏沉沉、天旋地转，伴有眼花、恶心、呕吐，使人失去平衡感，站立或步态不稳而发生跌倒。

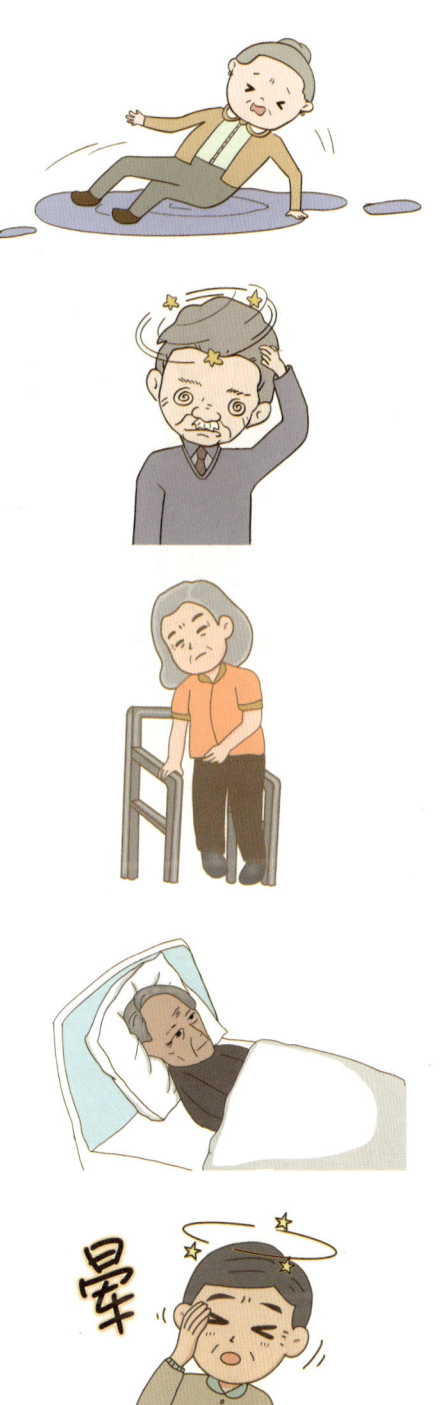

8. 有服用以下药物者均有可能引起跌倒。 例如镇静药、麻醉药、镇痛药、降压药、降血糖药、利尿药、血管扩张药等。

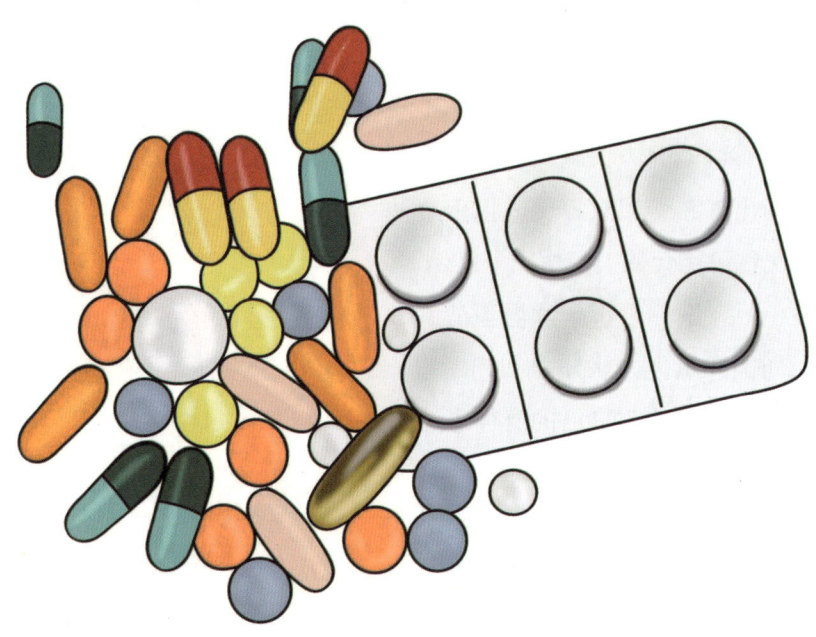

跌倒的高发人群主要有以上类别，老年人如果能清楚自身情况，尽量寻求帮助，可以很好地预防跌倒。相反，如果存在以上情况，又自尊心过强，不服老，总认为自己是可以的，体恤后辈，不愿意麻烦别人，这样就会大大地增加跌倒的风险。

 最容易发生跌倒的地区和场所

（一）跌倒伤亡的高发地区

相关数据显示，全球每年约有 68.4 万人死于跌倒，其中 80% 以上发生在中低收入国家。在发达国家中，近 60% 的跌倒死亡发生在欧洲和西太平洋地区，相对收入更低的国家跌倒死亡率更高。

在中国，有学者对 1990 年至 2019 年国内 31 个省份的跌倒发生率和跌倒致残致死率进行了调查，结果显示：四川省、云南省和湖北省的跌倒发生率和致残致死率增幅最大。2019 年，浙江省和福建省的跌倒发生率和致残致死率较高，吉林省和黑龙江省的跌倒发生率和致残致死率最低，这两地的跌倒发生率在统计的 30 年中上升幅度也最小。

（二）跌倒的高发场所

2022 年，我国对 60 岁及以上老年人群进行了一次问卷调查。调查结果显示，老年人跌倒发生地点以"家中或公共居住场所"最多，约占 65%，跌倒的主要原因是地面较滑和有障碍物等。在室内场所中，跌倒最常发生在卧室、浴室和卫生间；在室外场所中，跌倒主要发生在楼梯、过道以及小区外道路。

六　什么时间容易发生跌倒

跌倒的高发时间段主要集中在：①晨起时：清晨起床是心脑血管疾病的高发时段，血压、血糖等指标可能不稳定，容易使人产生头晕、头痛、眼花、胸闷等症状。如果急着上厕所或起床活动，摔倒风险会进一步增加。②洗澡时：浴室湿滑，容易滑倒。且老年人行动能力下降，洗澡难免用时更长，当温度逐渐升高时会导致皮下血管扩张，体表血流增加，造成心脏和大脑缺血缺氧，出现头晕、目眩等症状，增加跌倒风险。③起夜时：据临床统计，超过 50% 的老年人骨折是起夜时摔伤造成的。起夜时的血压变化造成脑供血不足，短时间头晕，而夜间光线昏暗，老人视力差，再加上半夜头脑不清醒，极易摔伤。

七 跌倒受伤的相关因素

首先，我们一起思考一个问题：有一天，四个人一起玩蹦蹦跳游戏，这四个人分别是一个小孩、一个青年人、一个中年人，还有一个老年人。结果一不小心，这四个人都在玩游戏时以不同的姿势跌倒了，你觉得这四个人跌倒后受伤的轻重程度会是一样的吗？

根据我们的生活经验，这四个人跌倒后受伤的轻重程度肯定是不一样的。同样是跌倒，为什么受伤的轻重程度会不一样呢？跌倒受伤的轻重程度受跌倒人的身体素质、跌倒的高度、跌倒时产生的冲击力、跌倒时着力的部位、跌倒时与身体发生碰撞的物体性状等因素的影响。

（一）身体素质

人的身体素质是影响跌倒危害程度的重要因素。人的身体素质又受年龄、性别、体质等影响。

1.年龄。儿童、青少年的肌肉丰厚有弹性，骨骼硬度小，柔韧性和弹性好，就好比鲜嫩的柳枝，跌倒后不易发生骨折，多数是以软组织损伤为主，受伤程度较轻；青中年人的肌肉强健有弹性，骨骼坚硬并具有一定的弹性，跌倒后骨折和软组织损伤的风险也相对较低；老年人因机体生理性老化，肌肉变得薄弱松弛，骨骼硬度下降、脆度增加，跌倒后极易发生软组织损伤和骨折。部分身体素质较弱的老年人，即使在轻微的跌倒碰撞下也可能出现骨折。

2.性别。女性在进入围绝经期后，卵巢功能衰退，导致雌激素水平急剧下降出现绝经。雌激素对抑制破骨细胞的活性有重要作用，雌激素分泌量减少，会使破骨细胞工作积极性异常增高，引起骨质疏松。这就是绝经后的女性更容易发生骨折的原因。因此，绝经后的女性在跌倒后发生骨折的概率也更高。

3.体质。身体素质好的人，如体育运动员，他们的肌肉发达、骨骼强健，与普通人相比，身体的抗击性更好，他们在跌倒后出现外伤骨折的概率相对较小。相反，身体素质较差的人，因为肌肉和骨骼强度较差，或伴有身体的其他疾病，在跌倒后出现外伤或其他并发症的概率相对更高。

（二）跌倒的高度和冲击力

通常来说，从越高的地方跌落下来，跌倒时产生的冲击力越大，人体与地面之间的碰撞就会越剧烈，对身体造成的损害也越大。

（三）跌倒时着力的部位

人跌倒时着力的部位往往是受伤最严重的部位，如果着力部位涉及人体的重要脏器或大血管，则有可能威胁生命安全。跌倒的状态通常如下：

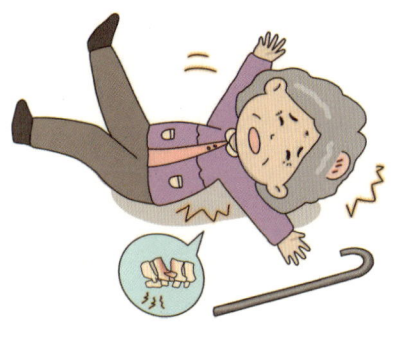

1. **仰天跌倒**。仰天跌倒通常头部和背部先着地，可能出现头部外伤，发生颅内血肿。头部外伤后可能出现神态异常、剧烈呕吐、耳鼻出血等。如果跌倒时意识清醒，但是在数天后出现剧烈头痛、呕吐、抽搐、昏迷，要引起足够重视，及时检查。背部着地，还可能会引起胸椎骨折，这点也需要特别注意。

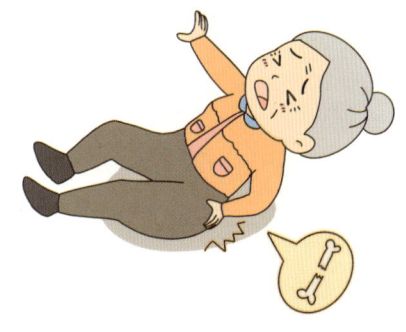

2. **臀部着地**。跌倒时如果以臀部着地，易发生髋部骨折，也可因间接冲击引起胸腰椎骨折。

3. **向前扑倒**。如果跌倒时是向前扑倒的，人往往本能地以双手或双臂作为支撑来缓冲力量，保护自

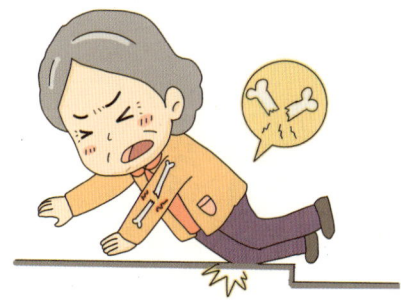

己的同时，双腿和双膝着力，常引起上肢、股骨及髌骨骨折，若胸部受到冲击，也可引起肋骨骨折。

（四）跌倒时与身体发生碰撞的物体性状

若跌倒时与身体发生碰撞的物体柔软有弹性，如海绵垫、充气垫、被子等，可以吸收或缓冲部分碰撞的冲击力，跌倒后可无损伤或损伤较小；若跌倒时摔落到坚硬的地面上，则容易出现身体的损伤，如出血、骨折等；如果很不幸，身体的重要部位撞击在坚硬又尖锐的物体上，还有可能会造成死亡。

第二章

跌倒是老年人的健康杀手

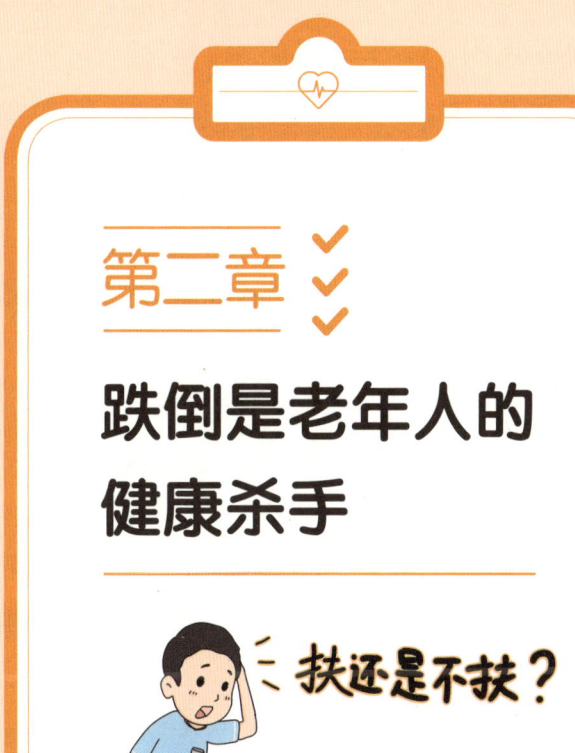

扶还是不扶？

　　"跌倒"是老年人伤亡的主要原因。老年人跌倒容易造成危及生命的头部损伤、骨折、猝死及其他并发症，给家庭和社会带来极大的经济负担，还会影响老年人身心健康，导致生活质量严重下降。

一　老年人是跌倒的高危人群

　　人，从幼儿时期的蹒跚学步，到青年时期的健步如飞，到中年时期的步态沉稳，再到老年时期的颤颤巍巍，这一生中会跌倒无数次。跌倒，我们似乎司空见惯了。有些人甚至会说，不就是跌倒吗？没什么大不了。对于孩子来说，跌倒也许只是大声哭着喊妈妈、求抱抱；对于青年人来说，跌倒或许只是对奔跑中青春的历练；对于中年人来说，哪里跌倒了就从哪里爬起来；但是，对于老年人来说，跌倒却可能是致命的打击。

　　俗话说，"人小怕噎，人老怕跌"。进入老年期，人的身体功能减退，对待外界事物的反应能力下降，如果发生跌倒，就很容易引起严重的伤害和并发症，甚至死亡。跌倒被 WHO 认为是老年人慢性致残的第三大原因。在我国，跌倒是 60 岁及以上老年人群因受伤死亡的第一位原因。所以说，老年人是跌倒的高危人群，也是预防跌倒最重要的目标对象。

　　人口老龄化问题是当今社会面临的一个复杂的问题，老年人跌倒的预后应对和康复对社会有着重要的积极意义。老年人身体功能减退，假如发生跌倒，会导致部分老年人生活无法自理，需要住院治疗或长期照护，甚至过早死亡，这将为家庭和社会带来沉重的负担。随着老年人口的增长，老年人的跌倒问题已成为亟待解决的社会问题。

二　跌倒为何对老年人伤害更大

老年人是跌倒的高发人群，也是跌倒后受到伤害最严重的人群。跌倒为何对老年人伤害更大？其中有生理因素，也有心理、社会因素。

（一）生理功能老化

进入老年期后，人体肌肉变得薄弱松弛，骨头变得疏松脆弱，身体对抗冲击力的能力显著下降，跌倒后极易发生软组织外伤和骨折。严重骨质疏松的老年人，甚至在轻弱的跌倒碰撞下也可能出现骨折。

（二）基础疾病多

老年人往往同时有两种以上的基础疾病，如高血压、糖尿病、心脏病等，一旦发生跌倒，容易诱发其他疾病，并使基础疾病加重。

（三）获取医疗救治的途径少

因为时代的局限性，我国老年人的受教育程度、收入水平普遍较低，所以他们能利用和享受的卫生医疗资源有限。在信息技术快速发展的时代，上医院看病需要线上登记、网上预约挂号等，但是很多老年人不会使用手机、电脑，这也增加了他们看病的难度。

（四）自我防护意识缺乏

老年人普遍缺乏防跌倒的自我防护意识，认为年纪大了，跌倒是不可避免的事情，而且对于跌倒的危害认知不足，不少老年人跌倒后认为贴贴药膏、涂涂药油，躺上几天就能好起来，没有及时到医院进行诊治，耽误了病情。

（五）社会的重视程度不足

目前，社会对于老年人跌倒问题的关注程度不够，缺少高质量的针对老年人跌倒的预防和处理的健康教育。老年人跌倒后的医疗和护理更多地依靠子女、亲人的帮助，但是，年轻人忙于工作和生活，有时会忽略了家里的老年人，对于他们的身体状况了解不足。并且，国内的房屋装修缺少适用于老年人的安全设计，这些也是造成老年人跌倒后更易受到严重伤害的原因之一。

跌倒对老年人的致命打击

老年人跌倒后会对身体产生不同程度的损伤，因年龄大带来的身体特殊性，常有老年人因跌倒而发生致命的伤害。常见的跌倒后损伤及并发症如下：

（一）头部损伤

若跌倒时头部受撞击，可引起头部皮损、血肿、出血、脑震荡，严重者可出现颅内出血，引起意识障碍、昏迷，甚至死亡。

（二）骨折

老年人因为骨骼强度降低，脆性增加，跌倒后极易发生骨折，骨折部位的不同，会造成不同程度的身体损害。

1. 肋骨骨折。若跌倒时胸部受到撞击，可能会引起肋骨骨折，肋骨骨折端插破心脏可能引起心脏骤停，若刺破肺部，可能会引起气胸、血胸，这些都有可能引起死亡。

2. 上肢关节脱位或骨折。跌倒时，若人是向前扑倒的，往往以双手或双臂作为支撑着力点，引起肩关节脱位，肩袖损伤，腕骨、尺骨、桡骨、肱骨骨折等，通常会出现脱位或骨折部位的伤口疼痛、活动困难。

3. 下肢骨折。跌倒引起的下肢骨折，多见髌骨骨折及髋部骨折。髌骨骨折，大多是老年人跌倒时膝关节首先着地，髌骨被髌韧带和股四头肌韧带向两侧牵拉导致。髋部骨折较为多见的是股骨粗隆间骨折和股骨颈骨折，大多数是老年人向后摔倒，臀部首先着地所致。股骨颈骨折又分为头下型股骨颈骨折、基底型股骨颈骨折和转子间骨折。髋部骨折后老年人往往无法站立和行走，甚至连坐起、翻身都非常困难，疼痛尤其明显，动辄疼痛加剧。在医院保守治疗或直接在家卧床者，均需要较长的骨骼愈合时间，长时间的卧床，还容易导致肺部感染、压疮、泌尿系统感染、心力衰竭等一系列的并发症，使老年人的生命加速走向尽头。就算挺过了并发症，最后骨折部位也愈合了，但大部分都是畸形愈合，最后老年人仍然无法正常行走，严重影响老年人的生活质量，给家庭照护带来极大的压力。经济条件较好和就医意识较强者，一般会选择住院手术治疗，但是麻醉、手术创伤和术后并发症，对于老年人来说也是一道坎，能跨越才可以恢复生活质量。据统计，60 岁以上的老年人跌倒后发生髋部骨折的，骨折后 3 个月病死率达 20%。因此，髋部骨折被称为"人生的最后一次骨折"。即使老年人能渡过难关，活下来后也难以恢复到受伤前的活动能力，30% 的髋部骨折后的老年人丧失生活自理能力。

4. 脊柱骨折。脊柱骨折包括颈椎、胸椎、腰椎、骶骨的骨折。因为颈椎周围有脊髓、神经、椎动脉等重要组织，而且颈椎的活动度较大，颈椎骨折后骨块容易发生移位而压迫到附近的脊髓、神经和血管，所以，颈椎骨折的危险性较大，如果处理不当有可能会引起截瘫。胸椎、腰椎骨折在临床中最为常见，尤其是患有骨质疏松症的老年人，臀部一着地，由于力量的冲击，脱水退变的椎间盘失去缓冲作用，导致疏松的椎体压缩骨折。骨折后老年人会出现局部疼痛明显，有些人甚至无法下床行走或难以在床上翻身。骶骨骨折，通常不影响老年人的活动，但是，坐下时会感觉骶尾部疼痛明显，坐不安。

（三）猝死

如跌倒者本身患有心脑血管等基础疾病，有可能因为跌倒时突然受到惊吓或伤害而诱发心脏骤停，发生猝死。

（四）并发症

1. 心脑血管疾病。老年人跌倒骨折后诱发高血压、心脏病等较为常见。因为骨折后剧烈疼痛会引起交感神经兴奋，导致血压增高。同时，骨折治疗期间，因人体处于高度应激状态，血液中儿茶酚胺浓度增加，可直接损害心肌。加上卧床时间长，血液流动缓慢，脑缺血、缺氧加重，也可能引起心律失常，导致心脏病发作。

2. 坠积性肺炎。老年人的呼吸功能减退，肺活量减少，加上长期卧床，痰液积聚在肺部难以咳出，容易引起肺部感染，出现坠积性肺炎。

3. 深静脉血栓。跌倒骨折后需要长期卧床，活动量减少，身体血液循环、肢体血运变差，加上血液呈高凝状态，这些都加重了深静脉血栓发生的风险。一旦出现深静脉血栓，栓子有可能会堵塞下肢血管，引起肢体的缺血缺氧，导致肢体肿胀疼痛甚至坏死；若血栓脱落，顺血流流至心脏或肺部，就容易造成栓塞而引起死亡。

4. 压疮。卧床太久、翻身困难的老年人会因局部组织受压而血流不畅，发生肌肉和皮肤的破损、感染、坏死和溃烂，这个就是我们常说的压疮。

5. 泌尿系统感染。长期卧床，膀胱功能变差，加上排尿习惯改变等因素的影响，老年人常出现排尿困难、膀胱残余尿量较多，有些人甚至需要留置尿管，这些均容易引起泌尿系统感染。

6. 便秘。老年人本身胃肠功能较弱，骨折后需要卧床而活动减少，又被受伤疼痛、心理焦虑等因素影响，使胃肠的蠕动减慢，食物滞留肠道时间过长，影响消化吸收；加之年老体虚、气血亏虚、不习惯床上排便等，很容易造成便秘、腹胀。

四 请给老年人跌倒更多关注

（一）跌倒带来的连锁反应

跌倒，对于老年人来说，并不仅仅是跌倒本身，它还会引起一系列的连锁反应。跌倒后发生下肢骨折或脊柱骨折时，老年人往往无法正常站立和行走，需要卧床休息。老年人卧床时间一长，各种疾病，诸如高血压、心脏病、肺炎、尿路感染、压疮等就会随之而来，让本来就受伤虚弱的身体雪上加霜，病情加重，病程延长，甚至使老年患者加速走向生命的尽头。

（二）跌倒影响生活质量

跌倒受伤后，老年人的活动能力降低，不能像往常一样生活自理，需要依赖他人的照顾。如果因为跌倒造成伤残，还需要拄拐杖、坐轮椅，这样不方便出行，使他们无法回归到正常的社交生活当中，严重影响生活质量。长此以往，容易带来如孤僻、沮丧、悲观、抑郁、焦虑等心理上的问题，使老年人失去生活的乐趣和活力。

（三）跌倒带来的医疗、经济负担

老年人因跌倒导致的伤病需要医疗救治，在后续的康复治疗、居家照护方面也需要花费不少的金钱、人力和物力。在社会人口老龄化趋势越来越严峻的今天，跌倒必将给老年人本身和其家庭，乃至全社会带来沉重的负担。

（四）跌倒产生的医疗、社会纠纷

某超市出口处曾发生了一起老婆婆跌倒事件，老婆婆跌倒后盆骨错位骨折。据老婆婆称是与一名中年男子相撞所致。而该男子称，当时他见老婆婆要跌倒才出手搀扶，不过没扶稳。双方各执一词，争论不休，最后闹上法庭。

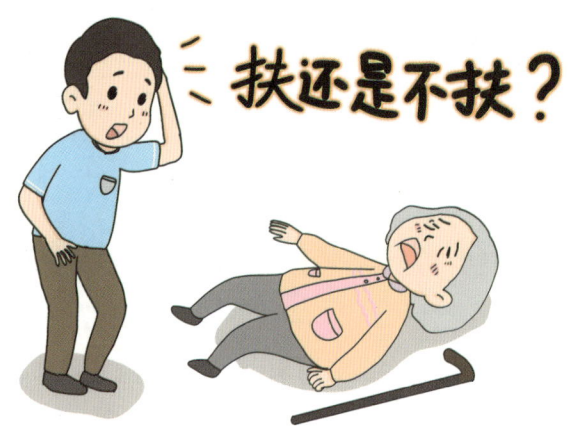

扶还是不扶？

  类似这样的因老年人跌倒而产生的社会纠纷，近年来层出不穷。如果老年人跌倒发生在医院，可能会引起医疗纠纷；如果跌倒发生在超市、商场、公园等场所，或跌倒时曾与旁人发生碰撞，则可能会引发法律纠纷。当老年人跌倒纠纷上升到社会舆论层面，就不仅是老年人伤病的问题了，还是影响社会和谐发展的问题。

  基于以上几点原因，跌倒会对老年人本身及其家庭，甚至全社会带来不良的影响。所以，我们应该要重视这种危害，采取积极的措施去预防老年人跌倒，并做好跌倒后伤情处理的知识普及，将不利影响降到最低。

第三章

下一个跌倒的人会是我吗

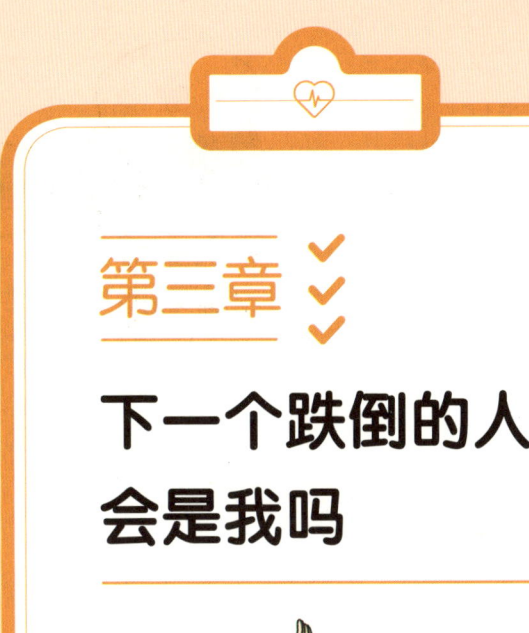

跌倒对老年人有诸多的危害。如果将跌倒比作老年人的敌人的话，那么预防跌倒就是老年人与这个敌人之间的战斗方式之一。正所谓"知己知彼，百战百胜"，老年人想要在这场战斗中取胜，就必须先了解自己的跌倒风险，才能保护好自己，不让"跌倒"这个敌人得逞。下面，我们为各位老年朋友介绍几种简单的跌倒风险评估方法，供大家参考使用。

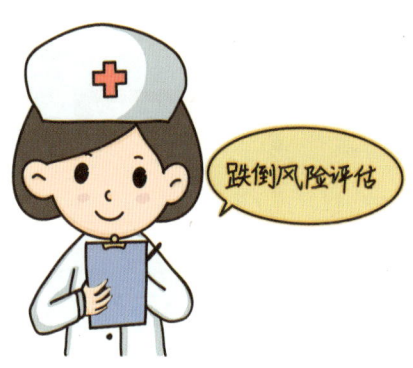

跌倒风险评估

一 我有没有跌倒的风险

因为每位老年人的情况并不相同，所以，大家可以进行一个跌倒风险的初步筛查，这能帮助大家识别自己有没有跌倒风险。所有年龄超过 60 岁的老年人都应该进行跌倒风险初筛。这个方法很简单，大家在家里就可以进行自评：

1.过去1年内发生过跌倒。

2.自我感觉走路或站立不稳。

3.害怕跌倒。

若老年人满足以上一种情况，就有跌倒的风险，就有必要尽早去医院接受专业医生的评估，并找出病因，积极治疗。

二 我的跌倒风险有多高

通过进行跌倒风险等级评估，可以明确老年人跌倒风险的高低，以便做出相应的防跌倒对策。下面列举的项目中，符合老年人自身情况的就在项目后面的"得分"栏中打"√"，并按相应的分值来计分；项目不符合自身情况的就不要勾选，不计分；最后将全部打钩项目的分数相加计算总得分。总得分越高，跌倒的风险就越高。

（一）运动

序号	条目	分值	得分
1	步态异常（步态异常是指走路的姿势不同于正常人，如蹒跚步态、慌张步态、间歇性步态、偏瘫步态、醉酒步态等）	3	
2	穿戴假肢	3	
3	行走需要使用辅助工具（如拐杖、助行器、轮椅等）	3	
4	行走需要别人协助	3	

（二）跌倒史

序号	条目	分值	得分
1	近一年内发生过跌倒	2	
2	近一年内因为跌倒而住院	3	

（三）精神不稳定状态

序号	条目	分值	得分
1	谵妄	3	
2	阿尔茨海默病	3	
3	行为异常	3	
4	意识恍惚	3	

（四）自控能力

序号	条目	分值	得分
1	大便、小便失禁	1	
2	尿频（白天排尿超过 6 次，夜间排尿超过 2 次）	1	
3	留置导尿	1	

（五）感觉障碍

序号	条目	分值	得分
1	视觉受损	1	
2	听觉受损	1	
3	感觉性失语（指不能理解自己和他人言语的意思，但自身有语言表达能力）	1	
4	其他情况（如肢体麻木、疼痛，走路时有踩棉花感等）	1	

（六）睡眠状况

序号	条目	分值	得分
1	易醒	1	
2	失眠	1	
3	夜游症	1	

（七）用药史

序号	条目	分值	得分
1	使用以往未用过的药物	1	
2	心血管药物	1	
3	降压药	1	
4	镇静、催眠药	1	
5	戒断治疗	1	
6	糖尿病用药	1	
7	抗癫痫药	1	
8	麻醉药	1	
9	其他	1	

（八）相关病史

序号	条目	分值	得分
1	神经系统疾病	1	
2	骨质疏松症	1	
3	骨折史	1	
4	低血压	1	
5	药物 / 乙醇戒断	1	
6	缺氧	1	
7	年龄 80 岁及以上	3	

总分：_____ 分

跌倒风险等级：

1.总分 1 ~ 2 分：表示老年人有低危跌倒风险。

2.总分 3 ~ 9 分：表示老年人有中危跌倒风险，需要引起老年人和家人的重视，采取相应的措施预防跌倒。

3.总分 10 分以上：表示老年人有高危跌倒风险，需引起老年人和家人的高度警惕，可以寻求专业人员对老年人进一步评估，制订个性化的防跌倒应对方案。

三 我的身体功能好不好

老年人身体功能的简易评估，可以测试出老年人的双下肢肌力和动态平衡能力。测试方法很简单，老年人在家中，在家人的协助下就能完成。

（一）准备工具

计时器、量尺、直背椅（40 ~ 50 厘米高，无扶手）。

（二）30 秒坐站

1.评估目的。评估老年人的双下肢肌力。

2. **方法。**让老年人坐于椅面的前 1/2 处，要求老年人站直后再坐下，测量 30 秒内站起及坐下的次数（站起及坐下算 1 次）。

3. **测试结果。**

①次数：男性＞13 次，女性＞11 次，表示老年人下肢肌力良好，需继续保持良好的生活习惯和运动习惯。

②次数：男性＜13 次，女性＜11 次，提示老年人下肢肌力减退，存在跌倒风险，需要引起老年人和家人的重视，防患于未然。

（三）3 米坐走

1. **评估目的。**评估老年人的动态平衡力。

2. **方法。**测量出 3 米距离，在两头各摆放 1 张椅子，让老年人先坐在第 1 张椅子上，然后站起身向前走到第 2 张椅子处，再绕回来坐回到第 1 张椅子上。计算老年人从起身行走到绕回来坐下所需的时间。

3. **测试结果。**

①若完成时间＜15 秒，表示老年人的动态平衡力正常；若完成时间＜10 秒，预测 1 年内老年人的身体各项机能可维持稳定，需继续保持良好的生活习惯和运动习惯。

②完成时间＞20 秒，表示老年人的动态平衡能力受损，存在跌倒风险，需引起老年人和家人的重视，并寻求专业人员进一步评估。

四 我的平衡力好不好

平衡力对协调老年人的活动、防止跌倒方面有着非常重要的作用。老年人平衡能力测试用于评估老年人的平衡能力和跌倒的风险。平衡能力测试包括三个部分，即静态平衡能力测试、姿势控制能力测试和动态平衡能力测试。

老年人可在家人的帮助下进行测试，在符合自身情况的项目后面的"□"

中打"√"，并按相应的分值来计分，测试后将各个测试项目的得分相加得到总分，根据总分来判断平衡能力和跌倒的风险。

（一）静态平衡能力测试

静态平衡能力测试包括4个动作。测试者原地站立，按描述内容做动作，尽可能保持姿势，根据每个动作保持姿势的时间长短评分。

序号	条目	时间与分值		
1	双脚并拢站立：双腿同一水平并列靠拢站立，双手自然下垂，保持姿势尽可能超过10秒钟。	≥10秒	5~9秒	0~4秒
		0 □	1 □	2 □
2	双脚前后位站立：双脚一前一后站立，前脚的后跟紧贴后脚的脚尖，前后脚掌呈一直线，双手自然下垂，保持姿势尽可能超过10秒。	≥10秒	5~9秒	0~4秒
		0 □	1 □	2 □
3	闭眼双脚并拢站立：闭上双眼，双脚同一水平并列靠拢站立，双手自然下垂，保持姿势尽可能超过10秒。	≥10秒	5~9秒	0~4秒
		0 □	1 □	2 □
4	不闭眼单腿站立：双手叉腰，单腿站立，抬起脚离地5厘米以上，保持姿势尽可能超过10秒钟。	≥10秒	5~9秒	0~4秒
		0 □	1 □	2 □

注意：老年人在做闭眼练习或测试前，应确保周围环境的安全，有旁人陪同、保护，以免不慎跌倒。

（二）姿势控制能力测试

姿势控制能力测试包括4个动作。测试者按描述内容做动作，按每个动作的难度和完成质量评分。

序号	条目	完成情况	得分
1	由站立位坐下：选择一把带扶手的椅子，站在椅子前面，弯曲膝盖和大腿，轻轻坐下。	能够轻松坐下而不需要扶手	0
		能够自己坐下，但略感吃力，需尝试数次或扶住扶手才能完成	1
		不能独立完成动作	2

续表

序号	条目	完成情况	得分
2	由坐姿到站立：选择一把带扶手的椅子，坐在椅子上，靠腿部力量站起。	能够轻松起立而不需要扶手	0
		能够自己起立，但略感吃力，需尝试数次或扶住扶手才能完成	1
		不能独立完成动作	2
3	由站立位蹲下：站在椅子旁，双脚分开站立，与肩同宽，弯曲膝盖下蹲。	能够轻松蹲下而不需要扶手	0
		能够自己蹲下，但略感吃力，需尝试数次或扶住固定物体才能完成	1
		不能独立完成动作	2
4	由下蹲姿势到站立：由下蹲姿势靠腿部力量站起。	能够轻松起立而不需要借助外力	0
		能够自己起立，但略感吃力，需尝试数次或扶住固定物体才能完成	1
		不能独立完成动作	2

（三）动态平衡能力测试

设定一个起点，测试者往前直线行走 10 步左右，转身再走回到起点，根据动作完成的质量评分。动态平衡能力测试从 8 个方面来测评。

序号	条目	完成情况	得分
1	起步	能立即迈步出发，不犹豫	0
		需要想一想或尝试几次才能迈步	1
2	步高	脚抬离地面，干净利落	0
		脚拖着地面走路	1
3	步幅	每步跨度长于脚掌长度	0
		不敢大步走，走小碎步	1
4	脚步的匀称性	步子匀称，每步的长度和高度基本保持一致	0
		步子不匀称，时长时短，一脚深一脚浅	1
5	步行的连续性	连续迈步，中间没有停顿	0
		步子不连贯，有时会出现停顿或犹豫	1
6	步行的直线性	能沿直线行走	0
		不能走直线，偏向一边	1
7	走动时躯干平稳性	躯干平稳，不左右摇晃	0
		摇晃，或手需向两边伸开才能保持平稳	1
8	走动时转身	躯干平稳，转身连续，转身时步行连续	0
		摇晃，转身前需停步或转身时脚步有停顿	1

（四）平稳能力评估总评分标准

得分	标准
1 分	平稳能力很好，建议做稍微复杂的全身练习并增加一些力量性训练，增强体力，提高身体综合素质。
2 ~ 4 分	平稳能力尚可，但已经开始降低，跌倒风险增大。在日常锻炼的基础上，建议增加一些提高平稳能力的练习，如单腿跳跃、倒走、太极等。
5 ~ 16 分	平稳能力不良，跌倒风险较大，高于一般老年人群。建议针对平稳能力做一些专门练习，如单足站立、沿直线行走、侧方行走等，适当增加一些力量练习。
17 ~ 24 分	平衡能力较差，很容易跌倒造成损伤。

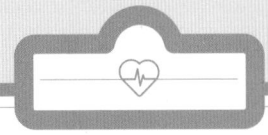

第四章

结合实例多招式
教你防跌倒

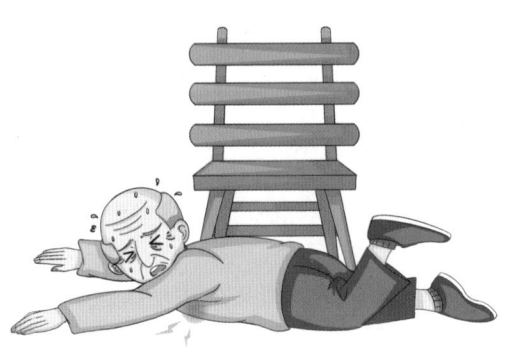

没跌倒前，我们都觉得跌倒离我们很远；跌倒后，才发现跌倒离我们很近很近。每次跌倒，看似意外，其实都有迹可循。如何预防跌倒？如何识别隐藏在我们身边的危险因素？前车之鉴，值得重视。让我们来看看以下案例：

"千金难买老来瘦"说得对吗

（一）案例

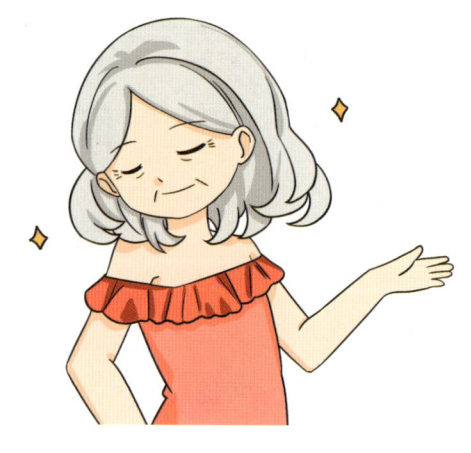

陈阿姨，今年61岁，糖尿病病史6年。陈阿姨从患糖尿病开始，身体就日渐消瘦，身高1.6米的她，体重从原来的62千克下降到了54千克。大家都说"千金难买老来瘦"，陈阿姨觉得人老了还是瘦一点才健康，所以对体重的下降也没太在意。

另外，陈阿姨爱美，又喜欢参加文艺活动，退休后闲来无事就参加了街道的老年人模特队。陈阿姨为了保持身材，开始对自己进行"身材管理"：少吃米饭少吃肉，只吃青菜和水果；少吃东西多运动，只吃早餐和午餐，晚餐减肥不吃饭。就这样持续了半年时间，陈阿姨的体重又从54千克降到了43千克，身材苗条得不得了，走路轻飘飘的，用一个成语来形容就是"弱柳扶风"。正当陈阿姨为自己的苗条身材骄傲不已时，却出现了意外。那天，陈阿姨去街道参加模特队训练，由于出门的时间晚了一些，她不想迟到，就快步往前跑，在街角拐弯处一下子重心不稳，重重地摔倒在地，站都站不起来。后来，陈阿姨被邻居送到社区卫生服务中心，医生检查说，陈阿姨是髋部骨折了，而且通过身体检查发现她还存在营养不良、肌少症等问题。

这让陈阿姨伤心又痛苦，摔倒骨折见多了，但是自己为什么会得肌少症呢？什么是肌少症？没听说过。不是说"千金难买老来瘦"吗？现代社会，"瘦"几乎成为了健康的代名词，人们总是认为越瘦越健康。其实，从人体健康的角度而言，长期保持瘦弱体型的老年人，存在一定的患病和跌倒风险。研究发现，瘦弱的老年人，患有肌少症的概率更高，而肌少症又是引起老年人跌倒的重要原因。

（二）病理因素

肌少症。顾名思义，肌少症就是肌肉减少症，也称为"骨骼肌减少症"。它是人体随着年龄增长，出现肌肉量减少，且肌肉强度、力量和功能下降的一种综合征。肌少症是人体衰老的重要标志。正常来说，人从幼年期到成年期体重呈增长的趋势。但是，步入老年期后，年龄越大，体重就越轻，也就是越瘦。从50岁开始，人体肌肉量以每10年大约8%的速度减少，随着肌肉的减少，体重以每10年15%的速度下降。引起肌少症的因素有很多，包括生理性衰老、肌肉失用性萎缩、内分泌功能失调、慢性疾病、炎症、胰岛素抵抗和营养缺乏等。

骨骼肌是人体运动系统的重要组成部分，也是人运动的动力来源。肌肉量减少会使肌肉的强度、力量、耐力和柔韧性变差，影响活动能力和平衡能力。患肌少症的老年人会出现肌肉僵硬、疲劳无力、站立困难、步履缓慢等症状。同时，患有肌少症的老年人，其丧失生活自理能力和社交能力的风险比肌肉量正常的人群高。另外，消瘦的老年人在肌肉量减少的同时，皮下脂肪也减少，而适量的肌肉和脂肪能在跌倒时对人体起到缓冲的作用，降低受伤的风险。可以说，肌少症就是老年人的"隐形杀手"。

所以说，老年人不是越瘦越好。所谓的"千金难买老来瘦"并没有理论依据，任何事都要追求一个适合的度，老年人应该遵循科学的养生之道，保持匀称的身材，不要过瘦或过肥。

（三）应对招式

1. 疾病治疗。对于体重明显减轻的老年人，必须查明病因，及时进行积极的治疗。糖尿病患者应遵医嘱按时服药，做好个人血糖和体重的监测。

2. 运动。有计划地运动可以增强肌肉力量，改善身体功能。个体化的有氧运动和抗阻力运动相结合可以改善肌肉的强度、力量、耐力和柔韧性，有效预防跌倒。老年人可以给自己制订一项运动计划，每周运动 3 次，每次运动持续 30 ~ 45 分钟，坚持大约 5 个月，通常能够较为明显地改善肌少症的症状。

3. 饮食。营养不良的老年人可以在营养师的指导下进行膳食营养补充，增加蛋白质和维生素的摄入。虽说老年人太瘦不好，但并不是建议大家疯狂吃喝去增加体重。过度饮食也会对身体不利，容易诱发高血脂、冠心病、中风等疾病。因此，饮食上还是要低盐低脂、清淡健康、荤素搭配。

①蛋白质：建议老年人每天蛋白质摄入量为男性 75 克、女性 56 克。常见的高蛋白健康食物有鸡蛋、牛奶、豆制品、新鲜的肉类、鱼类等。

②维生素 D：维生素 D 与肌肉量和肌肉质量有密切关系，一旦缺乏维生素 D 会出现乏力、肌肉无力。建议老年人每天的维生素 D 摄入量为 700 ~ 1000 IU。富含维生素 D 的食物有鸡蛋黄、鱼肝油、三文鱼、沙丁鱼、金枪鱼、海虾、动物肝脏、樱桃、番石榴、猕猴桃、草莓、橘子、蘑菇、彩椒、芥蓝、菜花等。

③维生素 B_{12} 和叶酸：维生素 B_{12} 和叶酸的摄入对增强肌力有一定的促进作用。富含维生素 B_{12} 和叶酸的食物有深绿色蔬菜、柑、橙、胡萝卜等。

4. 蛋白质营养剂。口服蛋白质营养补充剂可以为老年人提供额外的蛋白质和热量，适用于一些高龄、进食困难、胃肠消化能力较弱的老年人，如蛋白粉饮料等。老年人每次额外补充 10 克蛋白质，每天 2 次，为期 24 周，可以改善肌肉力量和身体功能。

5. **作息。**充足的睡眠对体重的保持有重要的作用。老年人要保持规律的作息习惯，最好能保证每天 7 小时以上的睡眠。

6. **体重控制。**老年人可以根据下列标准公式来计算自己的体重，以作为体重监测的指标：

①男子：身高（厘米数）–105= 体重数（千克）

②女子：身高（厘米数）–100= 体重数（千克）

老年人根据这个公式计算出来的体重值就是身体的标准体重。如果实际体重能够在标准体重的上下 15% 范围内浮动，说明体重控制得合适，只需要继续保持良好的生活习惯和运动习惯就可以了。如果不在这个范围内，就要采取措施增重或减重，以改善身体健康。

（四）注意事项

患有肌少症的老年人容易发生跌倒，所以在活动时要注意安全。如行走活动时走稳走慢，不要急匆匆。要穿合适的鞋子在地面平整干净的场所进行体育锻炼，防止跌倒受伤。

二 "老骨头"毛病多，骨病老年人跌倒多

脊柱骨病引发的跌倒

（一）案例

案例 1：颈椎病引发的跌倒

赵叔，72 岁，年轻时是一名教师，因为长年低头看教案、批改作业，他患上了颈椎病。他年轻的时候就会时不时感觉脖子酸痛、手麻，严重时还会头晕、

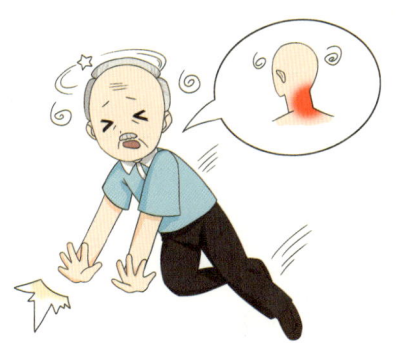

头痛、恶心欲呕。现在年纪大了，他的颈椎病越发严重了。一天，赵叔的颈椎病又犯了，脖子疼痛，一低头，突然两眼发黑，天旋地转，头晕得厉害，一个趔趄，就扑倒在地了。幸运的是没有造成危害重大的骨折，只是皮外伤。

案例2：腰椎间盘突出症引发的跌倒

耽大妈，今年66岁，经营着一家面馆，面馆生意不错，已经开了二十多年。靠着这个面馆，她养大了一双儿女。但是，多年来每天起早贪黑、辛苦操劳使她患有腰椎间盘突出症，时常出现腰痛伴左下肢放射痛。去医院看了医生后，住院治疗了一段时间，腰腿痛缓解后就出院回家了。出院时，医生特意交代耽大妈回家后要多休息、少干重体力活。耽大妈当着医生的面，嘴上满口答应，但是回到家，看到家里的面馆因没有她的帮

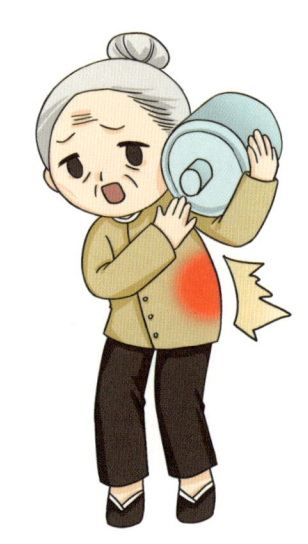

忙而乱成一锅粥，她实在无法安心，于是又开始每天忙里忙外，重活累活什么都干。连日劳累工作后，她的腰腿痛又发作了。有一天，面馆里饮水机上的桶装水没水了，儿子又出去送外卖不在店，耽大妈便强忍着腰腿痛，独自扛起10千克重的桶装水就往饮水机上放。但是，水太重了，她痛得直不起腰，没稳住重心，不小心连人带桶跌在了地上，痛得眼泪直流。送到医院一查，耽大妈的腰椎间盘脱出了，严重压迫到了神经，必须进行手术治疗。

（二）病理因素

"老骨头"毛病多，老年人骨骼老化带来了一系列的疾病，颈肩腰腿痛、手脚麻木、颈椎病导致的恶心眩晕等是困扰很多老年人的大难题。骨骼是运动系统的重要组成部分，骨头是人体运动的最基本的结构，一旦骨头出现了问题，老年人就非常容易跌倒。

脊柱骨病。脊柱有承受人体重量、完成各项弯腰旋转活动、保护脊柱椎管内的脊髓和神经的作用。随着年龄增大，人体的脊柱出现退变性疾病，

通俗地说就是脊柱老化性疾病。这些疾病包括我们平时所说的脊柱骨质增生、脊柱关节炎、脊柱侧弯、椎间盘突出症、腰椎管狭窄症等。脊柱骨病会使人出现颈肩痛、腰腿痛、肢体麻木和乏力等症状，影响人的活动能力，椎动脉型颈椎病或交感神经型颈椎病的患者还会出现头痛、头晕、恶心呕吐等症状，发作起来不但让老年人非常难受，还会影响平衡能力。这些都是引起老年人跌倒的高危因素。

（三）应对招式

1. **疾病治疗。**老年人出现颈肩痛、腰腿痛，伴有头晕、头痛、恶心呕吐、肢体麻木乏力等症状时，应及时到医院进行检查诊治。确诊脊柱疾病后积极配合医生治疗。

2. **掌握正确的活动姿势。**尽量避免弯腰负重，避免长时间低头劳作、看手机，避免久坐久站和不正确的坐姿。

3. **勿做重体力劳动。**不要扛抬重物，通常不建议老年人搬持重量超过5千克的东西。

4. **必要时可以佩戴减荷腰带、腰围、颈托等护具。**这些护具可以帮助减轻脊柱的负荷，减缓脊柱退变，是保护脊柱的好方法。但是需要注意的是，护具应在专科医生的指导下正确使用，不能长时间佩戴，长时间佩戴有可能会引起局部肌肉的萎缩。

5. **功能锻炼。**包括扩胸运动、耸肩运动、旋肩运动、颈部"米"字操、握拳运动、旱游、五点式支撑法、四点式支撑法、三点式支撑法、飞燕式腰背肌功能锻炼、股四头肌等长收缩运动、直腿抬高运动、踝泵运动等。这些运动有利于增强颈肩、腰背部及下肢的肌肉力量，对缓解脊柱骨疼痛、预防颈椎病、预防腰椎间盘突出症的复发及预防跌倒有良好的作用。

6. **适当进行体育锻炼。**如游泳运动，人在游泳时，水的浮力对身体有"托举作用"，可以减轻椎间盘压力，同时，游泳可以增强全身肌肉的协同能力，提升颈肩、腰背肌肉力量。太极拳、八段锦等也是适合老年人的体育锻炼项目。

7. 选择合适的枕头和床垫。 枕头的高度以 10 ~ 15 厘米为好，大约是自己一个拳头的高度，不宜过高或过矮。床垫应软硬适中，建议选择加上床褥的硬板床或棕垫。合适的枕头和床垫才能保持人体脊柱的正常生理曲度，让老年人睡个好觉的同时保护好脊柱。

8. 中医药治疗。 可以在专业医师的指导下，通过中药外敷、局部热敷、针灸、艾灸、中药推拿，以及口服强督补肾的中药汤剂等方法进行中医药治疗，对缓解疼痛和治疗疾病有良好的疗效。

下肢骨病引发的跌倒

（一）案例

案例 1：类风湿关节炎引发的跌倒

余大爷，78 岁，患有类风湿关节炎，因患病多年，双膝已经肿胀变形了，两条腿站不直，走起路来颤颤巍巍，还时不时疼痛，尤其是一到刮风下雨天就疼得直咬牙。这个冬天阴雨绵绵，又冷又湿，余大爷感觉寒风刺骨，两个膝盖疼得难受，连着贴了几天药膏都不见好转，实在是忍不住，才决定上医院找医生看看。这不，正准备走过去把柜子里的病历找出来好带去医院时，就因为膝盖疼得腿脚不听使唤、走不稳，重重地摔在了地上。

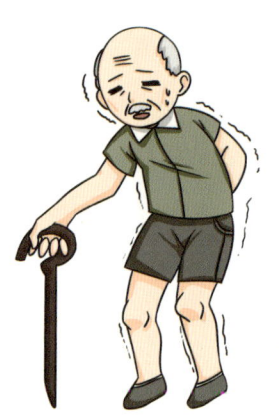

案例 2：痛风性关节炎引发的跌倒

刘大叔，60 岁，患有痛风性关节炎多年。他是海边长大的，平时最喜欢吃海鲜，每天还会和朋友们喝上两杯啤酒。按他的话说是"啤酒下肚，快乐赛神仙""可以一天无肉，不可一天无酒"。他痛风发作的时候就吃点止痛药止痛，过两天不痛了，就继续吃海鲜、喝酒。因为刘大叔饮食不

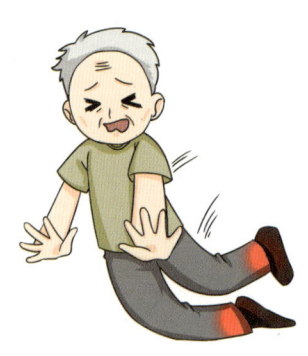

节制，这几天右脚又开始痛风了，他脚一碰地面就钻心地痛，只能踮起右脚一瘸一拐地走，不久就因为身体不平衡跌倒了。

（二）病理因素

下肢骨关节疾病。下肢是支撑人体行走活动的重要部位。长年累月的关节软骨磨损、关节炎症和不良的生活习惯，会引起老年人下肢的变形、疼痛等，进而影响老年人活动时的姿势和灵活度，增加跌倒的风险。

（三）应对招式

1. **疾病治疗。**对于有骨关节病的老年人，应及时到医院就诊，查明病因，进行积极的治疗。

2. **适量运动。**老年人患有骨关节病后，会因担心运动加重病情而不敢活动。其实，运动可以减缓骨质疏松，增强肌肉的力量，从而保护骨骼、关节。老年人可以进行适当的运动训练，包括直腿抬高运动、踝泵运动、下肢外展运动、原地抬腿运动等。另外，老年人应避免进行跑、跳、登山、爬楼梯等活动，可以进行平地行走、游泳、打太极等比较柔和的运动，能较好地保护骨骼、关节。

3. **注意保暖。**老年人骨骼、关节腔等部位血液的供应较少，所以特别怕冷。天气阴冷潮湿时，关节的血液循环减慢，能引起疼痛的炎性因子因此滞留，进而导致关节疼痛，民间"老寒腿"的说法就由此而来。所以，要注意四肢关节部位的保暖，冬天穿保暖的衣裤，夏天不要长时间待在空调环境内，避免空调口正对着身体吹。

4. **合理饮食。**饮食应清淡易消化、营养丰富，如牛奶、鸡肉、鱼肉、新鲜蔬果，避免进食辛辣油腻、高糖高盐高脂的食物。避免进食高嘌呤食物，如海鲜、老火汤，宜戒烟戒酒，多饮温开水。

5. **中医药治疗。**可以在专业医师的指导下，采取穴位贴敷、局部中药贴敷、针灸、艾灸、推拿、点穴，以及口服中药汤剂等方式进行中医药治疗，缓解疼痛和治疗疾病。

骨科术后发生的跌倒

（一）案例

王大叔，65岁，患有系统性红斑狼疮，长期服用激素类药物。后来，他发现左大腿处疼痛越来越严重，从原来下地走路的时候痛，发展到晚上睡觉的时候也痛，痛得夜不能寐。去医院检查后发现是左侧股骨头坏死，需要手术治疗。于是，王大叔做了人工股骨头置换手术，术后恢复良好，已经可以下床活动。王大叔听说术后多做运动好，可以快点康复、早点回家，所以他每天都很积极地做康复锻炼。医生和护士叮嘱他要劳逸结合、注意安全，但是王大叔觉得自己状态挺好，只是腿有一点痛，不碍事。这天，王大叔在病房走廊上练走路，他想靠自己的力量走，没有拿助行器。走到半路时，他感觉左腿很痛，但仍然努力地迈开步子，结果重心不稳跌倒了，头部撞到了走廊的护栏，额头起了好大一个包，左手臂也撞在地上，淤紫了一大片。经过拍片检查，比较幸运，只是皮外伤，没有伤到骨头和内脏，置换的股骨头也没有发生异常。

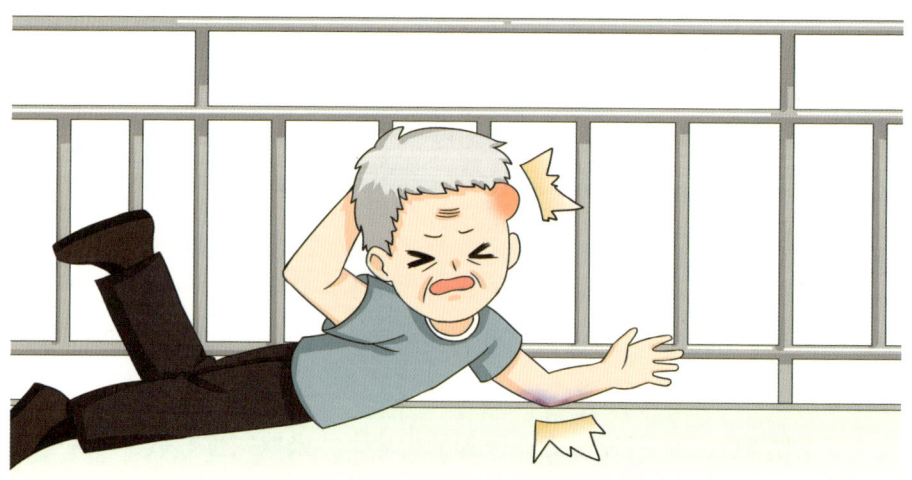

（二）病理因素

1. 老年人因病情需要，长期服用激素类药物时，会增加其患骨质疏松症、骨折、股骨头坏死等方面疾病的风险，更易跌倒。

2. 骨科术后，伤口未愈会出现术区疼痛，术后肢体触觉不灵敏会影响活动，同时早期断裂的骨骼未生长稳定，对人体的支撑力度不足。所以骨科术后，尤其是下肢骨折术后的患者容易发生跌倒。

3. 骨科术后未完全恢复的患者常需要用拐杖、助行器、轮椅等辅助器材辅助活动，如果拐杖、助行器或轮椅使用不当，也容易引发跌倒。

4. 适当的术后锻炼可以加快功能恢复和重建速度，但是若锻炼的方法不当，如锻炼活动的幅度强度过大、过早下床活动、肢体过早负重等，也容易引起跌倒，甚至受伤。

（三）应对招式

1. 药物的使用。老年人应在医生的指导下正确服用药物，出现不适时，应及时回医院就诊。

2. 功能锻炼。老年患者术后可以根据自己的身体情况进行功能锻炼。对于体质虚弱、无法自己下床活动的患者，可以进行床上功能锻炼，增强肌肉力量，为以后下床打好基础，如上肢引体向上训练，下肢股四头肌等长收缩运动、踝泵运动、术肢屈髋屈膝运动、直腿抬高运动等。

3. 离床活动。术后第一次离床活动应在医护人员指导下及家人陪同下进行，动作宜缓慢，循序渐进。先缓慢从床边坐起，再逐渐离床站立，老年患者无身体不适，且身体能够平衡稳定后，再尝试离床行走。

4. 注意活动强度。康复运动应量力而行，避免操之过急，不要进行强度和幅度过大的运动。要注意休息、劳逸结合。运动时要注意安全，最好在家人陪同下进行。

5. 使用辅助器材。应在医护人员指导下，掌握拐杖、助行器或轮椅的使用方法。

（四）注意事项

①老年患者术后下床活动时，应穿防滑布鞋，衣裤长度要适当，不要太过宽松，以免绊倒。

②做好老年患者的防跌倒宣教：告知跌倒的危险因素和老年人跌倒后果的严重性，提高防跌倒的意识。

骨质疏松患者发生的跌倒

（一）案例

薛婆婆，今年86岁，患有骨质疏松症，平时总觉得全身骨头酸痛，骨密度检查结果是：T值 −3.5。薛婆婆是爱花之人，在家里的阳台上种了几株玫瑰花，玫瑰花长势喜人，薛婆婆很开心。薛婆婆每天在家里给玫瑰花修修剪剪、浇浇水。这天，她弯下腰给花儿除草、施肥，一下子没站稳发生跌倒。人往前扑倒，倒在了花丛中，把玫瑰花给压坏了，薛婆婆还没来得及心疼她的花儿，就发现自己的右手臂和胸部疼得难受，右手抬起来后更是疼痛，胸口也痛得让她呼吸不畅。薛婆婆的家人发现后马上拨打120急诊送院治疗，检查发现是右桡骨远端骨折和右侧肋骨骨折，所幸肋骨骨折未伤及肺部。一旦肋骨断端刺穿肺部就可能引起气胸，从而危及生命。

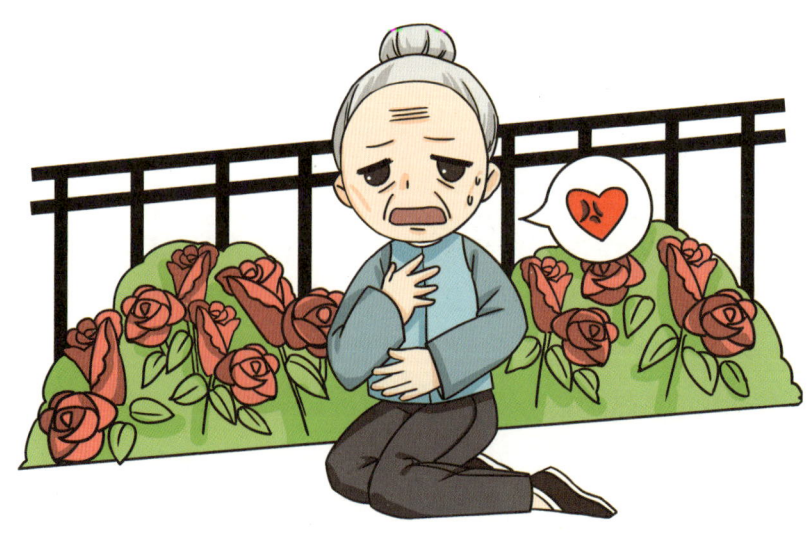

（二）病理因素

骨质疏松症。2018 年我国首次发布的骨质疏松流行病学调查结果显示，65 岁以上人群骨质疏松患病率高达 32%。跌倒是发生骨质疏松性骨折的重要因素。老年人骨钙流失，骨骼的强度降低、脆性增加，脆弱的骨骼更容易发生骨折，有些骨质疏松的老年人打个喷嚏、咳嗽两声也可能引起骨折。同时，骨质疏松还会使骨骼承受负荷的能力减弱，使老年人的平衡能力和活动能力受损，更容易跌倒。骨质疏松的老年人容易跌倒，跌倒后容易骨折，骨折过的老年人更容易跌倒，这是一个恶性循环。老年人想要走出这个恶性循环，就要从改善骨质疏松开始。

（三）应对招式

1. 抗骨质疏松治疗。人从 35 岁开始骨钙流失增加，进入老年期后骨钙流失更加严重，尤其是女性在绝经后，雌激素水平下降，骨质骨钙受到破坏，患骨质疏松症的风险直线上升。所以，患骨质疏松症的老年人应在专科医生的指导下进行抗骨质疏松治疗，对于绝经后妇女可考虑小剂量雌激素治疗。骨质疏松者可以遵医嘱服用抗骨质疏松药物和维生素 D、钙剂等，通过口服药物、静脉用药等方式，可以减轻骨质疏松的症状，延缓骨质疏松的发展。

2. 健康饮食。成人每天的钙摄入量应不少于 1000 毫克，含钙丰富的食物有牛奶、鸡蛋、虾、鱼、豆制品、绿叶蔬菜等。富含蛋白质和维生素 D 的食物有利于促进钙的吸收，建议老年人每天摄入优质蛋白 60 ~ 75 克，维生素 D700 ~ 1000 IU。含优质蛋白的食物有牛奶、鸡肉、鱼肉等，含维生素 D 丰富的食物有三文鱼、猪肝、蛋黄、红萝卜、蘑菇等。

3. 多晒太阳。阳光的照射有利于皮肤合成维生素 D，促进钙质在骨骼中沉积。老年人可以适当进行户外活动，多晒太阳，促进钙的吸收。

4. 戒烟戒酒。烟酒会干扰维生素 D 合成和加快钙的排出，所以建议老年人最好戒烟，同时避免过度饮酒和摄入过多的咖啡因。

5. 药物使用。控制服用会影响钙吸收和利用的药物或营养物，如含铝的制酸药。

6. 骨密度检测。骨密度是反映骨骼强度的重要指标，正常情况下，骨密度的 T 值在 –1~1 之间，若 T 值 < –2.5，则表示老年人有严重的骨质疏松，应及时进行系统的治疗。

（四）注意事项

老年人尽量避免走凹凸不平的路，减少跌倒受伤的可能性。腿脚不灵便或夜间行走时，若有人在旁陪伴、协助，可有效降低跌倒风险。

三 "老糊涂"和"脑糊涂"

（一）案例

案例1：中风老年人发生的跌倒

白大爷，今年70岁。三年前，白大爷突发脑血管意外，也就是我们平常说的中风。当时白大爷在家突然晕倒在地，不省人事，送到医院抢救后清醒过来，但是遗留了口角歪斜、右侧肢体偏瘫等症状。中风后，白大爷右手握不了东西，右脚抬不起步子，行动很不方便。他只能用左手借助桌子、椅子、沙发等家具来移动身体。一天，白大爷用左手扶着餐椅费力地向前走，不想这个餐椅在推力作用下向前滑动了一小段的距离，他没有了餐椅的支撑就跌倒在地上，造成了右侧股骨颈骨折。

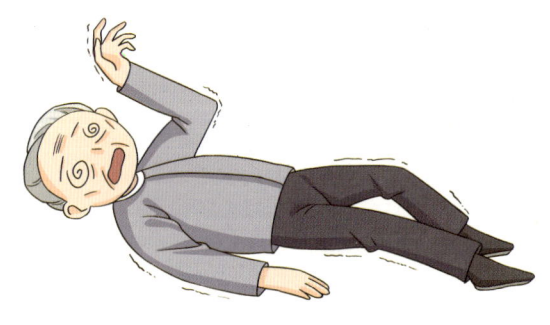

案例2：老年痴呆患者发生的跌倒

宋爷爷，今年90岁了，属于高龄老年人。宋爷爷虽然年纪大了，但是身体还算硬朗，平时没什么毛病，很少看病吃药。就是近段时间老是犯糊涂，会呆呆地坐着几个小时一句话也不说，也容易忘事，刚跟他说的事情，转

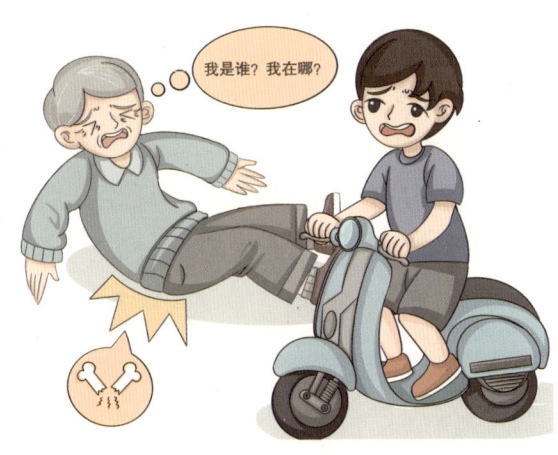

头就忘了。有时，把水龙头打开后会忘记关上，锅里煮了东西会忘记关火。家里人开始时也没有在意，毕竟大家都认为宋爷爷九十岁了，老糊涂了，脑子不好使很正常。直到有一天，宋爷爷早上出门散步后，一直到吃午饭的时候还没有回来。家里人到处找他，最后在小区卫生服务站找到了宋爷爷。原来，宋爷爷出门后，忘记了回家的路怎么走，他急得到处乱走，走到一个巷子里头时，迎面开来一辆速度飞快的电动车，为了躲避电动车，他摔倒了。他没法动弹，直到被路过的好心人送到卫生服务站就医。后来县人民医院检查发现，宋爷爷股骨粗隆间骨折了，同时还患有阿尔茨海默病。

（二）病理因素

神经系统疾病。人们常说人老糊涂了，其实，更确切地说，应该是人老了，脑糊涂了。进入老年期，大脑会出现生理性的萎缩，表现为记忆力变差、反应变慢、判断力受损等。而且，老年人患脑卒中（中风）、帕金森病、阿尔茨海默病、小脑疾病的风险也会显著增加。这些疾病会导致老年人运动协调性变差，平衡能力变弱，活动时身体不受控制，行走时对外界的反应和应对能力变差，从而增加跌倒的风险。比如，脑卒中老年人跌倒的发生率要比非卒中老年人高，脑卒中老年人跌倒的频率为每年 2.2～4.9 次。

（三）应对招式

1. 关注老年人。家人应多留意家中老年人的健康状况，发现老年人记忆力明显衰退、反应迟钝、平衡力失调，影响日常生活的，要及时带老年人去医院进行系统的检查，找出病因，对症治疗，在医生指导下根据病情需要按时服用药物。

2. 疾病治疗。 注意老年人原发病的治疗和控制，有高血压、高脂血症、糖尿病的老年人要按医嘱服用药物，并定期进行血压、血糖、血脂的监测，这有助于降低脑卒中发生的风险。

3. 保持良好的生活习惯。 老年人应戒烟限酒，因为烟酒对大脑神经元有损伤作用，会加速大脑的退化。

4. 饮食。 饮食要营养丰富均衡，可以吃富含蛋白质、维生素 B_{12}、卵磷脂的食物，如鸡蛋、鱼肉、核桃、花生、芝麻、葵花籽、杏子、木耳、海带等，对提高老年人的记忆力都有好处。中医讲究药食同源，可以通过饮食以补益脑髓，延缓大脑衰退，如人参、枸杞、天麻、何首乌、核桃等。

5. 功能训练。 指导及协助中风的老年人保持偏瘫肢体的良肢位摆放，尽量保持肢体的功能，并通过系统的康复训练，促进偏瘫肢体功能的改善。对于可以自己活动的老年人，鼓励他们自主进行肌肉收缩及关节运动，包括翻身、床上移动、床边坐起等。对于不能自己活动的，由家人或保姆协助进行关节的被动活动，如屈膝、伸腿等，减轻肢体肌肉的挛缩及关节畸形。

6. 日常生活训练。 鼓励老年人自己动手做一些力所能及的事情，如洗脸、刷牙、吃饭、喝水、梳头、夹筷子练习等，以训练老年人的自理能力，并提升他们的自我认同感，增强康复的信心。

7. 日常照顾。 对于行动不便的老年人，应将生活物品如水杯、纸巾等放置在他们床旁伸手就可以触及的地方，方便他们拿取。可以给老年人使用床旁坐便器、尿壶等，避免他们独自上厕所时发生跌倒。

8. 安抚情绪。 对患有阿尔茨海默病的老年人，家人要多安抚和稳定他们的情绪，尽量满足他们的需求，利用语言来安慰和疏导他们，避免老年人因情绪不安、激动等发生跌倒。家人和照顾者要对这类老年人保持足够的耐心，不能以暴制暴，不要当众责备他们的不雅、不合理行为，注意用温和的方式来引导他们。

9. 陪伴老年人。 家人尽量给予老年人更多时间的陪伴和照顾，注意防止老年人走失。对于步态不稳的老年人要进行搀扶，防止老年人在活动时发生跌倒。

10. **佩戴信息卡。** 如果有需要，可以给记忆力差或老年痴呆的老年人佩戴写有姓名和联系电话的卡片或名牌，防止走失。

11. **鼓励老年人多动脑。** 学习一些新知识，接触一些新事物，掌握一些新技能，认识一些新朋友，这些对于强健大脑很有好处。鼓励老年人参与社交活动，如上老年人大学进行学习，读书看报、学习外语、练习琴棋书画等。还可以玩一些游戏，如通过玩"找不同""走迷宫"游戏来使老年人开动脑筋、积极思考，这有利于延缓大脑衰老，还能给老年人带来成就感。

四 心血管年轻，老年人不跌倒

（一）案例

案例 1：心梗发作引发跌倒

黄大爷，今年 77 岁，是退休领导，有高血压、冠心病病史。因为记性不好，黄大爷老是忘记吃药，因此血压波动较大。黄大爷是个棋迷，以前在单位工作中形成了雷厉风行、争强好胜的个人作风。他每天吃过早餐后就急匆匆出去找棋友下棋，棋局输了就一直想赢，赢了还想再赢。这天，黄大爷和别人下棋，下着下着又忘了吃药，当他连输了两盘棋后，气得直踩脚，突然一激动，胸口一阵疼痛，眼前一黑，从座椅上摔了下来。原来是黄大爷的心梗发作了，马上送到医院进行抢救。

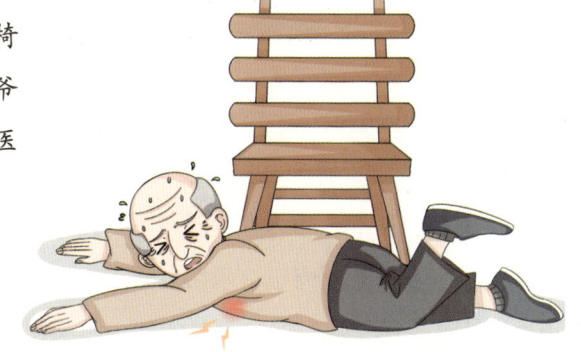

案例 2：心脏病发作引发的跌倒

"120 吗？我们家老头子摔了一跤，现在昏迷不醒，你们快救救他！"凌晨，一阵急促的电话铃声划破了宁静。120 急救中心接到电话求助后，紧急派医护人员赶往现场。

原来，87 岁的刘大爷凌晨起夜大便时太用力了，突然出现心脏不适，随后跌倒。家人听到动静后起床查看，发现他已经意识恍惚地躺在地上，简单回答一两句话后就昏迷不醒了。刘大爷患有心脏病，前年做了心脏支架手术，一直在服用抗凝药物治疗。120 急救医生到达现场后，发现刘大爷的头上有个大肿块，血压、脉搏不稳定，呼吸急促，判断刘大爷可能有颅内出血，随时会有生命危险。于是，现场处理后马上转入医院抢救。

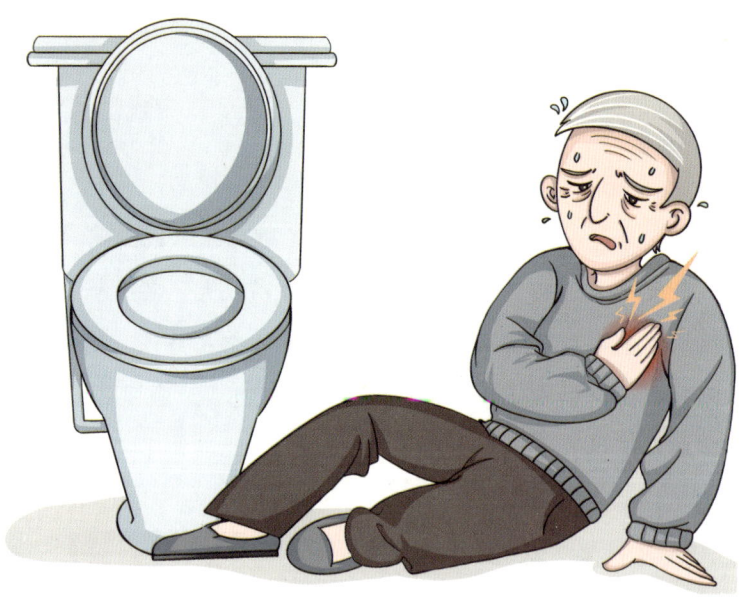

刘大爷的颅脑 CT 检查结果不容乐观：颅内出血且出血面积较大，出血量还在不断增加。刘大爷年事已高，情况危急，必须马上准备手术治疗。历经 3 小时的奋战，手术团队终于成功清除了刘大爷的颅内血肿，并通过去骨瓣减压术降低颅内压。术后复查 CT 结果显示，颅内血肿已消除，刘大爷生命体征平稳，暂时渡过难关的他，目前已转入 ICU 进一步观察。

（二）病理因素

心血管疾病。老年人的心血管系统退化，心脏功能减弱，动脉血管硬化，血管弹性变差，血液黏滞度增加导致血管容易堵塞、栓塞，这些因素使老年人患心脏病、脑出血及其他心血管疾病的风险显著增加。除此之外，老年人常见的体位性低血压、高血压、高血脂、糖尿病、心律失常等慢性心血管疾病也对大脑血流灌注和血氧供应造成不良的影响，容易导致老年人眩晕、乏力及血压波动发生跌倒。有些患有心脏病的老年人，尤其是植入心脏支架的老年人需要长期服用抗凝药物，如阿司匹林等，这类药物会增加老年人跌倒受伤后的出血风险，严重者会危及生命。

我们常见的心血管疾病有：心绞痛、心肌梗死、冠心病、心律失常、高血压、高脂血症等。人体只有心脏功能好、血液循环通畅，才能保证身体健康。因此，老年人要注意保护好心血管，防止心血管疾病的发生。心血管年轻，跌倒自然少发生。老年人应该怎么做才能让心脏、血管保持年轻呢？

（三）应对招式

1. 注意保暖。每年的 3 ~ 4 月和 11 ~ 1 月是心血管疾病的高发季节。此时气温变化较大，患有心血管疾病者要根据天气及时增减衣物，天气不好时尽量少出门，防止呼吸道感染和因气温变化引起的血压波动。冬天外出时应注意保暖，减少冷空气对身体的刺激，以免造成血管收缩而引发心血管疾病。

2. 饮食。饮食上注意远离高脂、高糖、高盐食物，应清淡少油。适量多饮温开水，多吃新鲜蔬果，保持血液通畅。在进食时，也要注意吃食物的顺序，应当先吃新鲜的蔬菜和热量低、易消化的食物，有饱腹感时再吃肉类和主食，这样可以控制高热量高脂肪食物的摄入。

3. 戒烟限酒。长期吸烟酗酒会使血压、血脂升高，诱发心血管疾病，老年人应戒烟限酒。

4. 运动锻炼。适量的运动能够促进人体血液循环和新陈代谢，有助于清理掉血管里的垃圾，也能促进脂肪的燃烧，对稳定血压、控制血脂和血糖有积极意义。因此，老年人应该每天进行适量运动来预防和治疗心血管疾病。老年人运动要适量适度，锻炼时要根据自己的身体情况循序渐进，注意劳逸结合，以不感到疲劳为宜，运动时心率最好不超过每分钟 120 次。

5. 保持心平气和。老年人要保持愉快放松的心境，尽量避免生气，不要大悲大喜，节制七情（喜、怒、忧、思、悲、恐、惊）。学会放下功利心，要有"难得糊涂"的心态，避免精神过于紧张、情绪过于激动，防止焦虑或抑郁。

6. 丰富精神生活。老年人退休后赋闲在家，要克服失落感、孤独感，可以培养一些兴趣爱好，主动参加各种集体公益活动，丰富精神生活。但是，老年人不宜长时间打麻将、下棋。

7. 动作放慢。患有心血管疾病的老年人在动作转变时速度要慢。躺下、起身、低头、下蹲等尽量放慢动作，以免发生体位性低血压而突发晕厥、跌倒。每天早上醒来后不要急于下床，在床上坐起 1 分钟后，喝上一杯温开水，使血液得到稀释，再慢慢下床活动，可以降低发生心血管疾病的风险。下床活动时，注意缓慢行走，切忌急躁，避免因掌握不好身体节奏而摔跤。

8. 生活规律。老年人要养成良好的生活作息习惯，不要熬夜，保证充足睡眠，早睡早起身体好。

9. 定期检查。老年人应定期进行身体检查，每年体检一次，检查血脂、血糖和心脏功能等，有基础疾病的应密切关注身体情况。监测血压，有高血压者按时按量服用降压药；血脂高者遵医嘱服用降脂药；血糖高者，每天检测血糖值，口服降糖药或注射胰岛素；心功能衰弱者按医嘱用药；等。以上情况均不能自行停药或减量，出现头晕、头痛、肢体麻木乏力时要及时就诊。

10. 提高警惕。长期服用抗凝药物的老年人群要加倍小心，如果有磕碰跌倒，很容易发生颅内出血。如果跌倒后有头痛、恶心、呕吐等表现，甚至出现不认人或是胡言乱语，很有可能是颅内出血，务必及时到医院就诊。

五 因夜尿频繁而引发的跌倒

（一）案例

林大爷，79 岁，患有前列腺增生，尿频、排尿困难、夜尿多成了他生活中的大难题。这天晚上，林大爷已经跑了五次厕所，一直没睡好。他刚躺下，又感觉尿急了，挣扎着从床上爬起来走到厕所，站了半天却拉不出一点尿，由于站的时间太长，双腿发软，在厕所跌倒了。

（二）病理因素

泌尿系统疾病。老年人体质较弱，抵抗力低，容易患尿路感染，出现尿多、夜尿频繁。同时由于肾脏逐渐萎缩，肾脏功能减弱，诱发水肿、高血压。其他病因还有泌尿系统结核、结石、肿瘤、膀胱炎、尿道炎等。前列腺增生的老年男性，常有尿急、排尿困难、排尿不尽等问题，容易因排尿时站立时间过长、经常跑厕所而增加在厕所晕倒、跌倒的风险。根据调查统计，浴室、卫生间是老年人跌倒最常发生的地点之一。

（三）应对招式

1. **检查。**老年人出现尿多尿频时，要进行一个尿常规检查，如果确认是尿路感染导致的，可以服用正规抗菌药物进行治疗。还要检查老年人有无膀胱结石、肾结石，老年男性是否有前列腺增生的情况，并按照医生指导规律服药，必要时进行手术治疗。

2. **保持会阴清洁。**每天清洁会阴部，保持会阴部干爽清洁，穿透气性好的内衣裤并每天更换，预防尿路感染。

3. **多饮水。**建议老年人每天的饮水量是 1000～1200 毫升，保证每天尿量在 500 毫升以上，饮水排尿可以起到冲刷尿道细菌的作用，帮助预防尿路感染。

4. **睡前少喝水。**对于夜尿多的老年人，睡前一小时内不宜饮水，以免引起夜尿增多，晚上频繁跑厕所。

5. 生活照顾。对活动不方便的老年人，可以将尿壶置于床边，或使用床边坐便器。行动不便但需要上厕所的老年人，应在旁人陪同下进行。

6. 环境设置。厕所设置护栏、扶手，方便老年人扶持。有条件的家庭可以在厕所安装紧急呼叫装置，若老年人真的在卫生间发生跌倒，可以呼叫家人，及时获得救治。在老年人的卧室安装地灯或小夜灯，厕所灯光明亮，方便老年人夜间下床小便时看清周围环境，避免跌倒。厕所、浴室最好干湿区分离，地面保持干燥，放置防滑垫。

7. 饮食。中医上讲，"肾开窍于二阴，掌管二便"，意思是说肾是掌管人的大小便的，正常情况下，肾气可以固摄尿液，使其储存在膀胱里，定量排出体外，但是如果年老体虚、肾气衰弱，就无法固摄尿液，出现多尿、尿频。因此，我们可以在饮食方面补肾益精，调理肾气，如用益智仁或菟丝子煲水喝，喝黑豆浆、黑豆杜仲炖猪尾汤等。

六 眼似雾中看，耳似膜外听

（一）案例

案例1：白内障老年人的跌倒事件

陈老伯，69岁，有糖尿病病史10年，白内障病史5年，5年前开始感觉眼前有白雾状感，如隔着一层窗户纸在看东西，走路时有眼前模糊、头脑昏昏的感觉，在当地医院诊断为白内障，未作处理，视物模糊感随时间推移加重。一天傍晚，陈老伯独自一人外出散步，天色渐暗，他感觉眼前灰蒙蒙一片，没有看清前面路上有一个空矿泉水瓶，不小心踩上去，脚底一滑，跌倒了，腰背部和头部着地，当场头部破损皮肤流血，脑袋上肿起了一个包，腰疼得无法用力，起不了身。旁边经过的路人赶忙把陈老伯送往附近的医院，医生检查结果如下：头部血肿，腰椎骨折，需要住院进行腰椎骨折手术治疗。

陈老伯腰椎骨折手术康复后，在家人的陪同下到眼科医院进行了白内障手术治疗，看东西清楚了，走路也不头脑发昏了。并且，陈老伯在医生的叮嘱下按时服用降糖药，注意血糖的控制，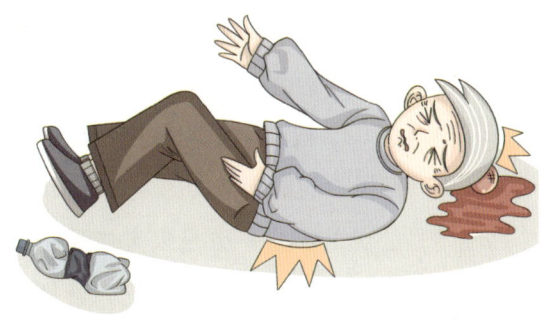并且每年进行眼底血管的检查。外出散步也选择在光线较好的时候出门，注意躲开障碍物，至今未再发生跌倒。

案例 2：听障老年人的跌倒事件

许大妈，73 岁，年纪大了，眼睛看东西有点模糊，听觉也有问题，耳朵听东西像隔着一层膜，有时候还会嗡嗡作响。这天，许大妈买完菜回家，过马路的时候看不清对面的红绿灯，还是红灯时就往前过马路。这时开来一辆小车，小车司机看到许大妈闯红灯就按喇叭提醒她，但是许大妈耳朵听不到，等小车开到她的面前时她才发现，被吓得一个跟跄跌倒于马路上。

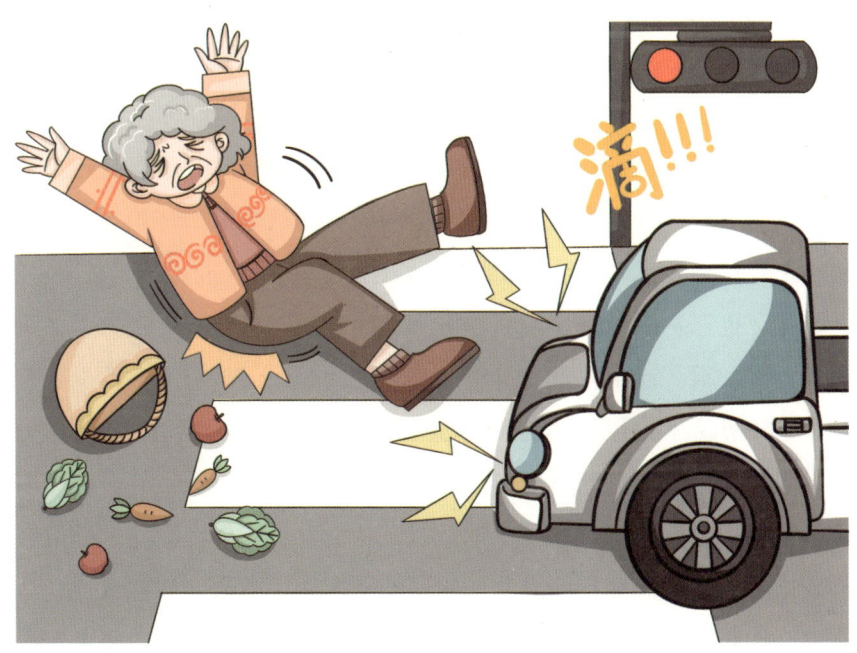

（二）病理因素

感觉障碍。感官系统包括眼、耳、鼻、口、皮肤，它们在大脑神经的支配下具有搜集、接收、感应各类外界信息的作用。其中视觉和听力因素对老年人跌倒风险的影响最大。

眼睛是心灵的窗户，更是人类接受光明、感知世界的窗户。人依靠眼睛来了解外界的环境，躲开障碍物，避免跌倒受伤。在日常生活中，我们经常会听见老年人抱怨看东西时的种种不便，有时候是"报纸的字太小看不清"，有时是"眼前好像总有小虫子在飞"。这是因为老年人视网膜、晶状体的老化，或者是眼疾等引起的视觉障碍。人在 40 岁开始出现视觉老化现象，也就是我们通常说的"老花眼"。老花眼并不是疾病，而是一种自然老化的现象，眼后水晶体弹力和对焦功能下降，调节能力衰退，导致难以看清近处的事物，还会有眼睛容易疲劳、看东西模糊不清、昏暗处难以看清事物、看不清小字这些症状。中国有关研究指出，65 岁以上的老年人中，视觉老化导致视力减退的人数占比 47.9%。

另外，各种眼病也是导致老年人视力下降的重要原因，如白内障、黄斑病变、视网膜病变、青光眼等，老年糖尿病者因为眼底微血管的病变也容易出现眼科疾病，从而影响视力。患有眼科疾病的老年人出现视力下降的同时，还会伴有眼睛疼痛、视物重影、畏光、流泪、眼睛红肿、头晕、头痛、恶心、呕吐等症状。看不清楚，不仅仅会使老年人丧失读书看报、观看电视、欣赏风景这些生活中的视觉享受，还会因为看不清周围的环境，如红绿灯或是正在行驶的车辆等，导致跌倒甚至发生交通事故，使自己陷于危险境况。

听觉，也对判断周围环境有非常重要的作用。老年人年龄大了，听力会逐渐下降，很多老年人都有耳背、耳聋的问题。但事实上，不少老年人对听力下降问题并不重视，没有采取正确的措施延缓听力衰退和提高听力，致使老年人越来越耳背，直至影响了日常交流和社交生活，甚至还会因为听不清东西而没有注意到环境中的危险，从而发生跌倒。除此之外，有听力问题的老年人可能存在前庭功能障碍和平衡功能障碍，如耳石症、耳水不平衡、迷路炎、内耳性眩晕等疾病，不仅会损伤听力，还会使老年人出现眩晕、头痛等症状，进而增加跌倒的风险。有研究表明，听力有问题的老年人跌倒的发生率是听力正常的老年人的 2.39 倍，听力有问题的老年人的年龄每增加 1 岁，发生跌倒的概率增加 1.13 倍。

怎样才可以让视障和听障老年人生活得更加安全舒适？我们需要注意什么？可以采取什么样的措施？

（三）应对的招式

1. **及时治疗**。老年人在发现存在视觉障碍或听觉障碍时，应及时就诊，查明病因，积极配合医生进行治疗。白内障患者应在医生指导下合理使用药物治疗，必要时进行手术。

2. **控制血糖**。糖尿病患者应按时并准确服用降糖药，或者注射胰岛素。饮食上注意避免食用高糖食品，控制高热量食物的摄入，做到少量多餐、适量运动，并做好血糖的监测。

3. **定期检查**。当老年人出现视物模糊、眼花、耳鸣、耳聋、头晕、注意力难以集中时，应引起警惕。老年人应该每年进行一次视力检查，检查眼底情况和视力程度，控制和延缓视觉障碍的发展。每年进行一次听力检查，如果老年人年轻时的工作是接触噪声频繁的工种，建议每年检查听力两次。

4. **使用辅助器材**。视障老年人可以在专科医生指导下选择佩戴医学眼镜以帮助调整视力，听障老年人可以在专科医生指导下选择佩戴适合的助听器，提升听力。

5. **与视障老年人交流**。使用明确、易懂的语言与视障老年人交流，尽量避免模棱两可的语言，注意要给老年人讲解得更加具体。比如，尽量减少"这个""那里"等让人迷糊的说法，而要选择"您左侧有扶手""向右拐""下三个台阶"这样的明确说法，使老年人更容易理解。

如果和老年人聊天时有事情需要中途离开，请注意在离开和返回时都要和老年人打一声招呼。除此之外，也不要毫无先兆地突然抓住老年人的手让他触摸什么，而是和老年人沟通好之后再请他伸手触摸，以便让老年人感觉踏实放心。

6. 创造安全的环境。

①注意居住环境要光线充足，拉开窗帘或打开照明灯时能保持室内明亮。

②卫生间和浴室应设有能正常使用的照明灯和扶手，方便老年人使用。

③床头、墙角可安装小夜灯，老年人夜间下床，记得先打开小夜灯，看清路后再向前行走。

④室内、走道等地方不要堆放杂物，避免老年人因看不到或看不清而被杂物绊倒。

⑤柜门、房门都要避免半开半掩的状态，防止老年人撞到门上。最好养成随手关门的好习惯。

⑥如果不小心洒了水在地上，要及时擦干不留水迹，防止老年人滑倒。

7. 注意安全。若老年人出现头晕、头痛、发热、恶心呕吐等情况，应尽量卧床休息，减少下床走动，避免因精神不佳加重视觉障碍而发生跌倒。必要时需在家人、保姆或医护人员陪同下下床行走。

8. 饮食。在饮食上可以适量补充锌、镁。缺锌是导致老年性耳聋的一个重要原因。老年人平时可以适量吃鱼肉、牛肉、猪肝、鸡肉等富含锌的食物。缺镁也会导致听力减退，含镁丰富的食物有海带、紫菜和芝麻等。

9. 卫生用眼。老年人不要长时间看书、看电视，以免引起眼睛过度疲劳。可以通过远眺景物、看绿色植物来缓解视力疲劳。避免直视强光而对眼睛造成伤害。保持充足的睡眠，对保持视力有积极的作用。

10. 卫生用耳。老年人保持良好的耳卫生，预防耳内进水，保持耳内干燥，不要经常掏耳朵或用力掏耳朵。尽量远离有强噪声的环境，如鞭炮吵闹环境、KTV 等，还应避免长期持续的噪声刺激，如长时间听歌、长时间处于机械噪音环境、长时间拨打电话等。

11. 感觉训练。人体具备五感，除了视觉、听觉之外，还有嗅觉、触觉、味觉。对于视觉和听觉有障碍的老年人，可以灵活运用其他感官辅助完成日常生活。比如说，如果想向老年人讲解某种物品时，可以一边用语言说明，一边请老年人亲自触摸物品，通过这种方式能够更好地让老年人获取到正确的信息。

七 不可忽视的心理因素

（一）案例

案例1：害怕跌倒，更容易跌倒

何大妈，74岁，曾因为跌倒引起腰椎骨折，疼得起不了床，在床上躺了三个月才慢慢好起来。这次跌倒让她深深地体会到了跌倒的危害，所以她很害怕再次跌倒。在她看来，只要少点起来活动，就没那么容易跌倒，所以她要求女儿请个保姆照顾她的生活起居，她自己则整天不是坐着就是躺着。保姆想带她出门散散步，她也不愿意动。时间一长，她全身变得没有力气，下床后连站都站不稳，走上两步，就差点跌倒在地上。

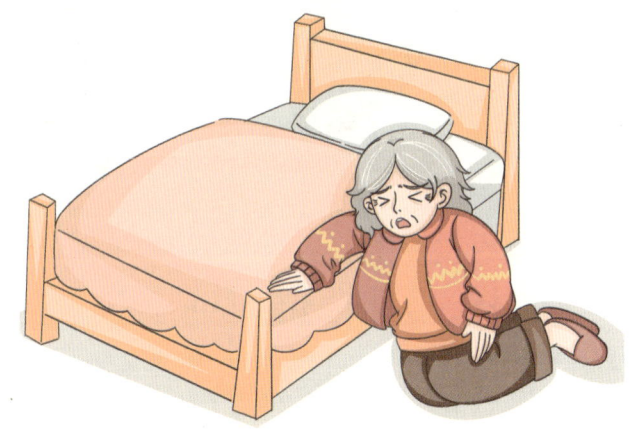

案例2：逞强心理，不愿服老

马大爷，80岁，因为胃肠炎而拉肚子，住进了医院。因为他年龄大，又有高血压等基础病，加上这几天都在拉肚子，医生和护士告知，他是跌倒的高风险人物，叮嘱他要注意防跌倒，尤其是上厕所时要注意安全，如有需要，随时呼叫护士过来扶他。但是马大爷觉得自己除了拉肚子没什么问题，也不愿意麻烦别人，觉得一个大老爷们儿要别人帮忙不自在，所以他晚上上厕所从不叫护士。这天晚上，马大爷已经拉了三次肚子，刚睡下又想起床上厕所。他从床上坐起，初始感觉头有点晕，但是他认为自己没什么事，于是继续往厕所走，结果还没有走几步，就在厕所门口跌倒了。

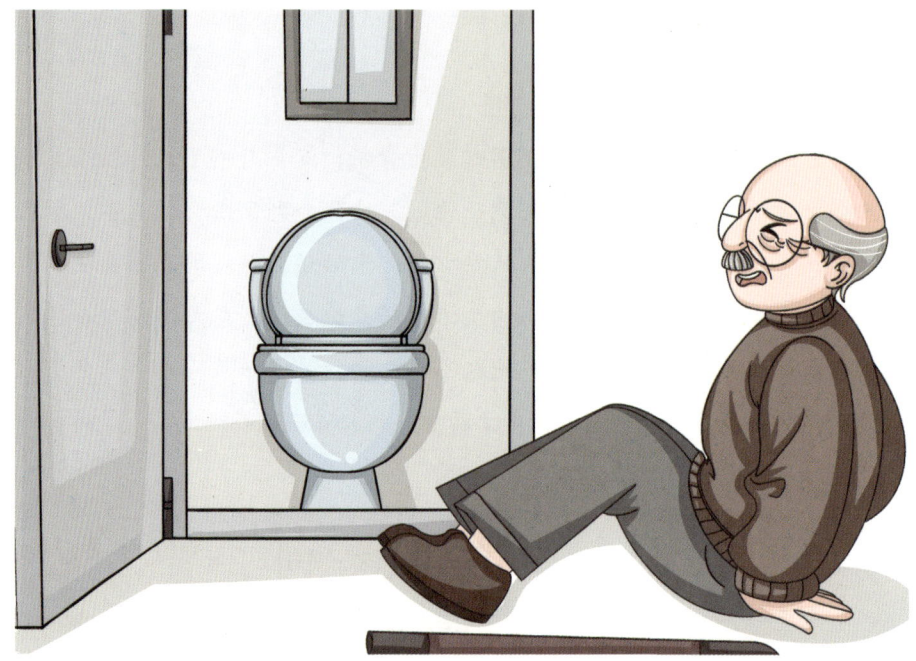

（二）心理因素

1. 害怕跌倒。不少老年人跌倒后，对跌倒产生了恐惧心理。因跌倒过而害怕跌倒又被称为"跌倒后综合征"。害怕跌倒是威胁老年人健康的心理问题。国外一项报道指出，大于 60 岁、没有跌倒过的老年人中，30% 表示害怕跌倒；曾经跌倒过的老年人中，约有 50% 对再次跌倒产生惧怕心理，其中，因为这种恐惧而减少活动的有 25%；害怕跌倒的老年女性多于老年男性，年龄越大越害怕跌倒。当老年人对跌倒产生恐惧时，会表现出不愿意"动起来"。让曾经跌倒过的老年人尝试下床活动时，他们常常会紧紧抓住床栏、助行器等不敢松手。他们常常会静坐或卧床，不愿意活动，甚至还会拒绝和朋友见面、参加聚会，害怕去人多的场合。

老年人因为害怕跌倒而减少活动，甚至卧床不起。缺少活动和锻炼使肌肉力量减弱，从而使跌倒的危险性增加，跌倒的危险性增加反过来又加重了害怕跌倒的心理，形成了"跌倒 – 丧失信心 – 不敢活动 – 衰弱 – 更容易跌倒"的恶性循环。而且这种恐惧心理还会影响老年人的日常生活，导致他们对自理生活丧失信心。同时，由于行动不便、社交减少，老年人容易感觉孤独，并滋生抑郁和焦虑的情绪。不良的情绪和精神状态也会增加跌倒风险。因为害怕跌倒而减少社会活动，使老年人与社会隔离，又是老年人跌倒后难以得到及时救治的一个潜在的风险。

2. "不服老"。与害怕跌倒的老年人相反，有些老年人对跌倒抱有侥幸心理，认为跌倒只是偶然事件，对跌倒的危害认识不足。而且，这部分人因不愿意服老、对自身能力认识不足，遇到自己力所不能及的事情，也不呼叫或接受别人的帮忙和照顾。有些老年人还对辅助器材有排斥心理，不愿意使用拐杖、助行器、轮椅、助听器等，觉得用了这些东西，自己就像个没有用的伤残人士，面子上不好看。这些老年人强行要去完成自己身体条件无法承受的事情，对旁人劝说的依从性又低，怎么能有效预防跌倒呢？

（三）应对招式

1. 加强防跌倒宣教。社区、居委会可以与医院、家庭联系，开展多形式的老年人防跌倒活动，通过技巧传授、情景模拟、案例讲解、小比赛等形式落实好对老年人防跌倒的宣传，教会老年人如何评估容易引起自己跌倒的因素，对症下药，增强老年人防跌倒的信心。

2. 家人的支持和陪伴。家人多留意老年人的心理状态，尤其是曾经跌倒过的老年人更需要被注意。鼓励家人多陪伴老年人，给他们更多的耐心和关爱。多与老年人进行交流，了解他们心中的疑惑和顾虑，给予他们防跌倒的支持和信心。

3. 榜样作用。向老年人宣讲防跌倒的成功案例，增加老年人防跌倒的信心。鼓励老年人进行社交活动，比如可以组织老年人一起围坐聊天，各自说说防跌倒的心得，使老年人正确看待跌倒这件事，保持心境开朗，减少对跌倒的恐惧感。

4. 功能训练。指导老年人选择适宜的运动项目，并加强体育锻炼，不能因为怕跌倒而不活动，而是应该通过进行适合自己的锻炼而增强肌肉力量，预防跌倒。同时，鼓励老年人自己动手做力所能及的事情，如梳头、洗脸、洗澡、刷牙、洗菜等。

（四）注意事项

对于个性好强的老年人，要向他们做好解释和教育工作，让他们了解跌倒的危害，告诉他们不要逞强，不要怕麻烦别人，要适度接受别人的照顾和帮助。

八 老年人跌倒，竟和失眠有关

（一）案例

老李退休前是单位的干部，业务繁忙，不仅要指导下属工作，还要时不时向领导作报告。老李退休后没有了工作的负担，没有工作要他管，家务活他不会做，电视节目不好看，读书看报没兴趣，也没有什么朋友来往，整天无所事事。别人说享受退休生活，这退休生活反而成了他的煎熬。白天没啥事情干，好不容易到了晚上，却躺在床上睡不着，第二天起来又无精打采，没有胃口，吃不下饭。日复一日，老李得了失眠症，睡不好又吃不好，人瘦了十多斤。这天晚上，老李吃了安眠药准备睡觉，翻来覆去，到深夜才入睡。第二天醒来，他头脑昏昏沉沉的，想上浴室洗把脸清醒一下，但全身无力、精神恍惚，走路过程中没注意到地上湿滑，在浴室滑了一跤。

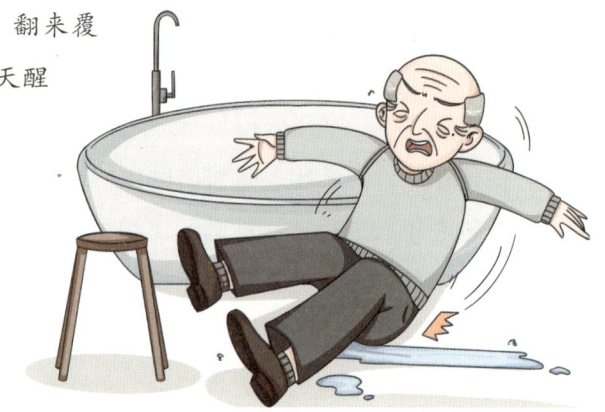

（二）睡眠质量

日常生活中，不少老年人存在失眠问题。老年人因为体内激素的变化、运动量下降、社会活动减少等原因，会出现睡眠时间变短、难以入睡、早醒、易醒、多梦等问题。中国有句老话说，"一夜睡好，胜过吃十只老母鸡"，这表明了睡眠对养生的作用。充足的睡眠能促进人体的健康，睡眠不足会影响人的精神、食欲和心情。晚上没有睡好，影响次日白天的生活，白天生活质量不高又反过来影响睡眠，这是一个恶性循环。长期睡眠不足会使老年人出现头昏脑涨、身体消瘦、思考能力和记忆力下降、内分泌失调、精神不振、焦虑烦躁等症状，还可能诱发抑郁。这些都是引起跌倒的不良因素。为了提高老年人的睡眠质量，我们可以怎么做？

（三）应对招式

1. 创造舒适的睡眠环境。

①调节室内温度、湿度：一般夏季适宜的温度为 25℃ ~ 28℃，冬季为 18℃ ~ 22℃。相对湿度适宜保持在 50% ~ 60%。

②调节光线：强光会通过视网膜、视神经刺激大脑引起兴奋，从而使人感到心神不安，难以入睡。老年人的卧室宜选择深色窗帘，睡前拉上窗帘，关闭照明灯，可根据需要在夜间打开地灯或夜灯，避免光线直接照射眼部而影响睡眠。

③保持环境安静：当外界噪声超过 40dB 时，睡眠就会受到影响。嘈杂的环境，使人无法获得宁静进而难以入眠。家庭中应减少门窗、桌椅等的撞击声，必要时在门和椅脚上钉上橡胶。

④保持室内空气流通和新鲜：室内白天应保证阳光充足、空气流通。如果老年人卧床无法自理，他的尿、便、呕吐物等应及时清除，便器、痰盂等要及时清洗，以保持室内空气清新。

⑤适宜的床铺和寝具：床的长度应超过老年人身高 20 ~ 30 厘米，宽度以超过老年人肩宽 30 ~ 40 厘米为宜。老年人比较适合平板床，枕头高度要

适宜，10～15厘米为佳，枕头过高，会使颈椎的正常生理曲度改变，易引起"落枕"；枕头过低，脑部血液增多，使头部血管充血，头部有发胀的感觉。枕头内的填充物应质地柔软，重量轻，透气性好。

2. 使老年人感到身体舒适。

①协助老年人做好个人卫生：对于生活不能自理的老年人，要协助其清洁口腔、洗脸、洗手、清洁会阴部和臀部等，老年人大小便时也应对其提供帮助，保证老年人身体清爽、舒适。

②协助老年人更衣，整理好床铺，铺好被子：老年人被褥需根据季节进行增减，被内温度以32℃～34℃为宜，必要时睡前用热水袋温暖被褥。为防止烫伤，睡前应取出热水袋。

③采取舒适的卧位和正确的睡姿：中医认为，正确的睡姿对于消除疲劳、防治疾病和延年益寿颇有好处。一般来说，仰卧有利于血液循环，但应注意不要将手放在胸部，以免有压迫感，引起噩梦。侧卧可使全身肌肉松弛，有利于肠胃的蠕动，侧卧时腿要自然弯曲。有心脏疾患的老年人，更应选择右侧卧位，以免心脏受压而增加发病概率。

3. 稳定老年人的情绪。 家人应多关心老年人，并通过与老年人交谈、倾听老年人诉说等方法，了解他们的情绪变化，及时对老年人进行心理疏导，消除老年人的心理障碍。同时，鼓励老年人多与周围人交流，让老年人获得良好的家庭和社会支持，从而缓解老年人的心理压力，使其获得良好的睡眠。

4. 指导老年人合理饮食。 晚餐应适量，不要吃得太饱或太少。睡前不宜吃零食，也不宜多饮水或吃含水分多的水果，忌喝咖啡、浓茶等使人兴奋的饮料。对已出现睡眠障碍的老年人，白天应控制咖啡、浓茶等刺激性饮料的摄入量，睡前可喝少量热牛奶以帮助睡眠，并补充有益睡眠的营养物质，如含维生素、钙、镁、铁、锌等营养元素丰富的食物。

5. 促进睡眠。

①在条件允许的情况下，老年人可进行适当的体育锻炼，如练气功、饭后或睡前散步、打太极拳、慢跑等，但睡前1小时应停止剧烈运动。

②采取音乐疗法：当老年人无法入睡时，听一些旋律优美、节奏舒缓

的音乐，有助于消除其紧张、焦虑的情绪，转移注意力，帮助入眠。选择曲目时，要尽量选择熟悉的、舒缓的乐曲，如《催眠曲》《摇篮曲》《月夜》《良宵》《梅花三弄》《高山流水》《阳关三叠》《小城故事》《江南好》等。

③给予放松按摩：轻柔地按摩老年人面部、肩、颈、背、腰、下肢等部位的肌肉，使其放松，有助于改善睡眠质量。

④老年人睡前可以进行热水泡脚、温水沐浴等活动，加速血液循环以促进睡眠。

⑤穴位按压：可按压老年人的百会、风池、涌泉、内关、足三里等助眠穴位，促进老年人的有效睡眠。

⑥白天多晒太阳：晒太阳和睡觉听起来毫无关系，其实，白天多晒太阳可以帮助夜晚更好地睡眠。人体的睡眠受褪黑素这一种激素的影响，褪黑素分泌得多会使人睡得更好更深，而白天晒太阳会抑制褪黑素的分泌，这会使夜间没有光线照射时人体分泌褪黑素的量更充足。所以老年人可以在白天多晒太阳，晚上睡觉时把灯关上，这有利于夜间褪黑素的分泌，让老年人在夜晚睡个好觉。

6. 合理使用药物。 当其他促进睡眠的方法无效时，老年人可遵医嘱口服安眠药，但应避免长时间使用安眠药。家人或照顾者应在老年人睡前上床后协助其服药，避免药物提前发挥作用，造成跌倒意外。

7. 睡醒后的注意事项。 老年人睡醒之后，适宜进行伸腰、展臂、伸腿之类的身体舒展活动，并做深呼吸，使肺部活跃起来，令血液循环加快，经脉气血畅通，焕发精神，从而产生一种身心舒畅、精力充沛的愉悦感。

8. 合理安排生活作息。 老年人可以制订详细的作息时间表，并按时起床、吃饭、锻炼和休息。午睡时间不宜过长，控制在半小时内比较适宜，避免因为白天睡得太多而影响晚上的睡眠。

9. 丰富老年生活。 老年人可以参加书画班、太极课和茶艺沙龙等，让自己的生活充实起来，在与其他老年人互动的过程中，也可以找到新的生活乐趣，进一步提高生活质量。

九 几粒小药丸，"绊倒"英雄汉

（一）案例

冯大爷，65岁，是退伍军人，年轻当兵时身子骨儿还算硬朗。但是，年老后患有好几种基础疾病，包括高血压、高血脂、痛风、糖尿病、冠心病、肾功能不全等，需要长期服用药物。冯大爷是个急性子，他嫌每天要依次吃好几种药麻烦，总是把几种药混在一起一口吃完。

最近，冯大爷痛风又发作了，脚疼得走不了路。正当他苦恼之际，偶然在小报纸上看到广告促销的一种治疗痛风的"神药"，声称可以快速止痛不复发，而且是中成药，没有毒副作用，长期服用还可以强身健体。冯大爷马上拨打了广告上的电话订购了好几盒药。冯大爷吃了这个"神药"后，发现这个药果然神，才吃了一天脚就不痛了，可以下床走路。于是，他对这个"神药"深信不疑，每天吃一包预防痛风。这天，他在早餐后把抗高血压药、降血脂药、降尿酸药、降糖药和"神药"一起吃下去，刚吃完不久就出现了心慌不适、全身出冷汗、头晕的症状，在家里发生了跌倒。

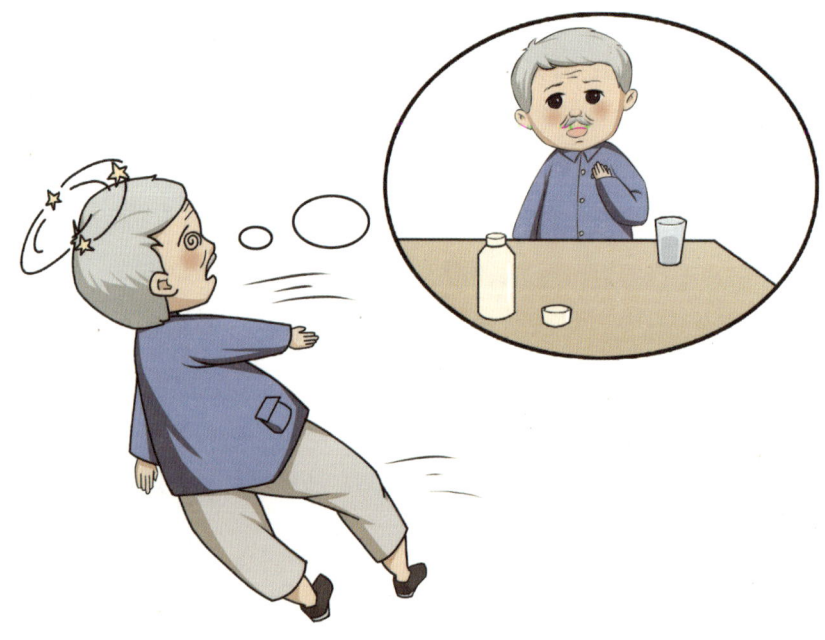

原来，这种所谓的"神药"是没有经过药监局审批的药物，里面并没有任何中药成分，而是加入了大量的止痛药和消炎药，所以它止痛止得快。但是，这些药物成分对肾脏和心脏有很强的毒副作用，长期服用会损害肾功能和心脏功能，再加上冯大爷本来就有多种基础病，混用药物，所以引起了心脏病发作。

（二）药物影响

大多数老年人由于患有一些基础疾病，需要长期服用某些药物。但是，药物在发挥自身的治疗作用时也带来了跌倒风险。老年人器官功能衰退，体内代谢机制减弱，肾脏排泄功能、肝脏解毒功能减退，血浆蛋白水平降低，体液减少，这些原因使某些药物浓度相对升高，药物作用增强或作用时间延长，进而易于引起蓄积中毒和药物不良反应。老年人用药安全值得重视，用药不当，几粒小药丸也可以"绊倒"一个英雄汉。

（三）应对招式

老年人因为多种疾病的同时存在，常需要进行多种药物治疗。面对手里的一大把药，老年人应该如何安全用药呢？

1. 控制服药量。

①建议老年人同时服用的药物不要超过 5 种，如果病情复杂，可以适当放宽到 6 ~ 7 种，尽量避免多种药物混用。

②慢性疾病老年人随着年龄的增长、生理特点的变化和疾病的发展，原来服用的药物可能不再适合当前状态，需要找医生及时调整用药，不能自行贸然增减药物。

③老年人服用一种新药物时，应从小剂量开始，根据实际情况调整药量，避免过量用药。

2. 避免药物混用。

①根据疾病的发病规律、药物的起效时间、持续时间等来确定最佳的用药时间。

②避免药物相互作用而导致药效不足、药物过量或药物不良反应，尤其是服用抗菌消炎药、解热镇痛药时要多加注意。

③需要服用多种药物时，应间隔开用药时间，如西药与中成药、中药应间隔至少半个小时服用。

3. 药物的选择。老年人应在医生指导下选择疗效稳定、副作用较小、正规厂家生产并经过药监审批的药物。切不可轻信各种广告推荐的所谓"特效药""补药"，以免错服药物，或服用了"假药"而损伤身体。

4. 定时服药。遵医嘱按时按量服用药物。服用药物期间避免饮酒，避免喝高糖饮料、浓茶、咖啡等，以免影响药效。

5. 定期检查药物。定期检查家中的药物是否在有效期内，观察有无受潮变质、外包装有无破损、液体药物有无混浊等，如有过期、变质或损坏的药物，及时丢弃。

6. 保存药物。药物应放置在固定位置，存放在阴凉、通风干燥的地方，避免阳光直射和潮湿。部分药物需要放入冰箱内保存，如益生菌、胰岛素等。未开封的胰岛素应在 2 ~ 8℃的冰箱中冷藏保存，已开封的胰岛素应放室温中保存，不需再放入冰箱，并在 1 个月内用完。

7. 温馨提醒。若老年人记不清如何用药，家人可以列出详细的用药清单，标明所有用药的剂量、服药时间、用法等，或将药物的用法和服药时间和剂量标明在药品外包装上，方便提醒老年人。

➕ 老年人跌倒，可能是衣服鞋子引发

（一）案例

案例1：衣不合身，难免跌倒

冯伯，86 岁，为人节俭，很多衣服或裤子穿长了、洗多了，没有了弹性，松松垮垮的，已经不合身了，但是他

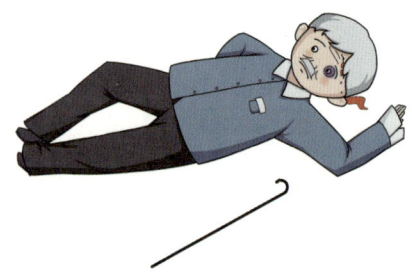

还是不舍得丢弃，依旧穿着。有一天，他在家里穿着旧衣裤行走，裤腿垂到脚跟，走着走着就被裤腿绊倒在地上，摔得头部流血，左侧眼眶瘀紫。

案例2：鞋子问题引发的跌倒

陈姨，68岁。前一年生日时，儿子送了她一双名牌运动鞋，价格昂贵，陈姨特别开心，对这双鞋很是珍爱。一天，她穿着这双鞋出去逛街，出门的时候天气很好、太阳高照。但是，她逛完街准备回家的时候突发暴雨，路面上很多积水。陈姨不想弄脏、弄湿她心爱的鞋子，就找商店里的老板要了两个塑料袋套在鞋子上。陈姨穿着套有塑料袋的鞋子走在湿滑的路上，才从商店里走出去不到50米，就因为鞋底打滑跌倒在路上，造成了腰椎骨折和左侧桡骨骨折。

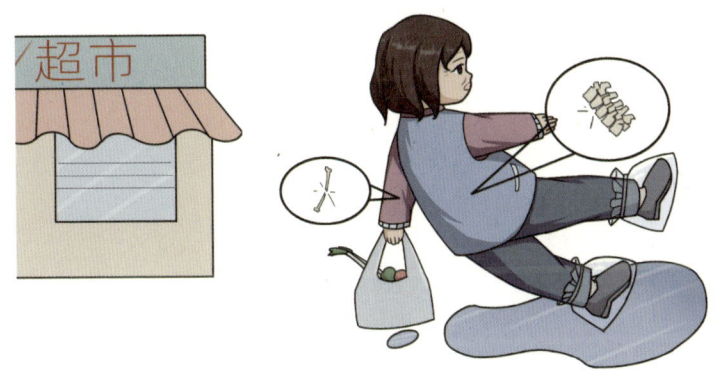

（二）穿衣习惯

有些老年人节俭，旧的衣服不合身了也不舍得更换，有些老年人觉得穿宽松的衣服舒适。但是过于宽大的衣服容易被钩住，过长的裤子容易被绊倒。相反地，过于紧身的衣裤又不利于老年人的血液循环，不方便他们手脚的活动。因此，过大或过小的衣裤都是引起老年人跌倒的风险因素。鞋子，如果穿得不合脚，也会成为老年人行走路上的"绊脚石"，过大或过小的鞋子不利于老年人行走，鞋跟过高的鞋子容易使人重心不稳，鞋底不防滑的鞋子让老年人行走安全没有保障。

所以，老年人发生跌倒，有时候可能是因为老年人衣服、鞋子没有穿对。老年人的衣服、鞋子穿得不合适，是非常容易引发跌倒的。所以，老年人不适宜的穿衣习惯需要引起大家的注意。那么，老年人在穿衣穿鞋时，应该注意什么呢？

（三）应对招式

1. **老年人应该穿合身的衣服。**不要过宽或过紧，衣裤的长度要适宜，不可将裤脚边缘踩在脚底，以防绊倒。

2. **老年人穿鞋子也要讲究。**外出时应选择质地柔软舒适、鞋底有防滑功能的运动鞋，在家活动时也要穿着防滑拖鞋，避免穿高跟鞋、窄脚鞋子，鞋子要合脚，不宜过大或过小。

3. **老年人不可过于节俭。**旧的、不合身的衣物和鞋子要及时更换、丢弃，家里人也要做好老年人的思想工作，并提醒老年人，不要穿不合身的衣服和鞋子。

十一　居家环境中的跌倒隐患

（一）案例

案例1：一只小狗引发的跌倒事件

陈奶奶，76岁，她在家里养了一只吉娃娃小狗，小狗可爱又听话，陈奶奶把它当作小宝贝来疼爱。那天，陈奶奶把小狗放在客厅玩耍，自己到厨房里洗菜、准备午饭，正忙活的时候没留意到小狗已经跑到了她的脚边，陈奶奶一转身，差点就踩在小狗身上，她下意识回避了一下，一下子站不稳就重重地摔倒

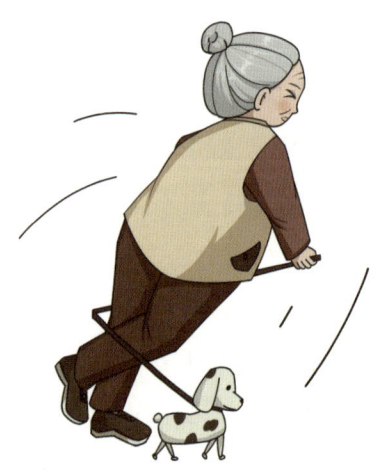

了。她腰痛得不行，到医院就诊后被诊断为重度骨质疏松症和腰椎压缩性骨折，只能住院治疗。

案例2：一个玩具引发的跌倒事件

方婶，退休后主要的任务就是带孙子。孙子很可爱很活泼，方婶带着他虽然累点，但是心里很欢喜。孙子喜欢玩玩具，但是玩一会玩腻了就会把玩具随手扔，家里到处都是散落着的玩具。一天，方婶想给孙子熬点粥喝，于是淘好米下锅，趁着水还没烧开，方婶便想多陪孙子玩一会。突然，水烧开了，米汤快速溢出，方婶听到声音立刻起身想过去关火，一下子没看清地上的玩具，一个趔趄就重重地摔倒在地。医院诊断为股骨粗隆间骨折，只能住院治疗。

案例3：衣柜门引发的跌倒

谢奶奶，是89岁的高龄老年人。她年纪大了，儿女们都让她多歇着，少干点家务活，有什么等他们年轻人去干就好了。但是，谢奶奶在家里闲不住，不是洗菜煮饭就是洗衣服，总要找点事干。这天，谢奶奶收好了晾干的衣服准备放入衣柜里。衣柜的柜门不太好使，要费好大力才能拉开，谢奶奶一手捧着衣服，一手使劲拉柜门。"呼"的一声，衣柜门突然打开了，谢奶奶重心不稳，一下子摔倒在地上，起不了身。儿女们发现后连忙送到医院，这次跌倒造成了谢奶奶胸腰椎多发骨折。

（二）居家环境

各项调查显示，家里是老年人发生跌倒最多的地方。我们眼中温馨的家，其实很多地方都可能有引起老年人跌倒的隐患。比如，厕所、墙壁没有设置扶栏，洗手间地板没有防滑垫，屋内灯光昏暗、空间狭窄，地面不平整或地上散落杂物，饲养了猫狗宠物，家具老化不适用、高度和摆放位置不恰当等，都是常见的跌倒隐患。

很多老年人和他们的家人都对这些室内安全隐患视而不见。家庭环境布局及设施的不完善，还有重视程度不足，是引起老年人在家中跌倒的重要原因。减少老年人居家环境中的跌倒隐患，我们应该怎样做？

（三）应对招式

1. 老年人居家环境要保持充足的光线，光线柔和不刺眼。

2. 家里的地面要平整、防滑、宽敞，避免杂物散落在地面上或在走道里堆放杂物。

3. 浴室、厕所的地面应铺设防滑垫，在浴室和洗手台处设置扶手，方便老年人扶持。最好配置坐式马桶或坐便器，方便腿脚不方便的老年人使用。

4. 老年人或家人在每晚睡前将夜间可能需要用到的物品提前备好，比如将便器放在床边方便使用，减少夜间因跑厕所而跌倒的风险。

5. 老年人家中有宠物的，应该把宠物安置在相对固定的活动范围内，并注意宠物的走向，或在宠物的脖子上挂上铃铛，了解宠物的位置，避免被宠物绊倒。

6. 睡床和椅子调整到合适的高度。

7. 家中家具要定期维修或换新，在购买家具时选择一些方便老年人使用的款式。

十二 老年人出行安全要注意

（一）案例

案例 1：发生在楼梯上的跌倒事件

程大爷，他家住在老房子里的 7 楼，上下需要爬楼梯。以前程大爷年轻的时候身体好，还可以慢慢走上楼去。现在年纪大了，腿脚不灵便，力量也不够，回家上楼一趟要歇上好几次，下楼也得一梯一梯慢慢下。老房子年久失修，楼道里的灯光昏暗，有时还会忽明忽暗。一天，天蒙蒙亮，程大爷就醒来了，他想下楼走走，运动运动，于是穿好衣服就下楼了。结果在下到最后两梯时没看清楚，当成了一梯，一脚踩空，就摔在楼梯转角

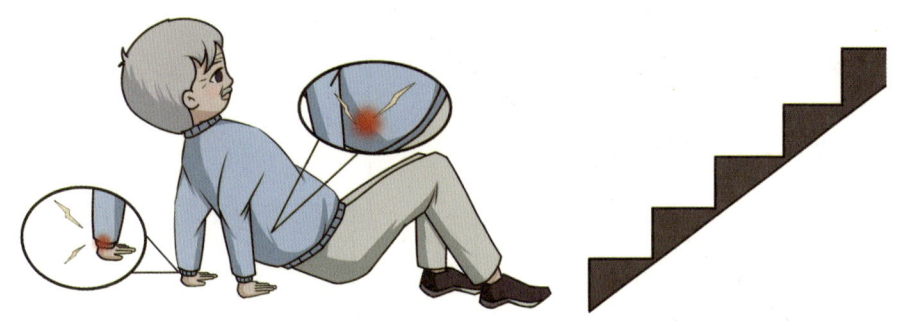

处。程大爷右手支撑落地，腕部疼痛得动不了，同时，腰部也痛得站不起来。后来被邻居发现后送到医院就诊，检查发现右侧桡骨远端骨折和腰椎压缩骨折。

案例2：公交车一个急刹，造成车内老年人摔倒

这天上午8时，急救中心收到出诊指令："枫桥路一公交车上有人员受伤。"收到指令后急救小组迅速出发。到达现场后，急救人员看到侧躺在车内的老年女性伤者，是73岁的冯奶奶。事发时由于道路紧急情况，公交车急刹避让，冯奶奶被从位置上甩出，扑倒于公交车前门处。医生立即给冯奶奶初步检查，发现头部有3cm×4cm左右包块，腰部触压痛，左髋部触压痛，活动受限。由于冯奶奶年龄较大，在事故中受到惊吓，情绪激动恐惧，经急救人员多次安慰后，她的情绪才渐渐缓和。急救人员配合完成转运，经医院诊断，冯奶奶头部外伤、腰椎压缩性骨折、髋部骨折，且患有骨质疏松症。

（二）环境危险因素

邻里环境、公共环境中隐藏着很多可能引发老年人跌倒的危险因素。邻里环境中如果有楼梯过高、路面湿滑、路面不平坦，或者步行途中有障碍物、台阶和人行道缺乏修缮等情况，就可能引起跌倒。公共环境包括菜市场、公园、公共交通工具等区域，若有路面湿滑不平整、通道狭窄有台阶、没有安全扶手、交通意外等情况，也会引起老年人意外跌倒。

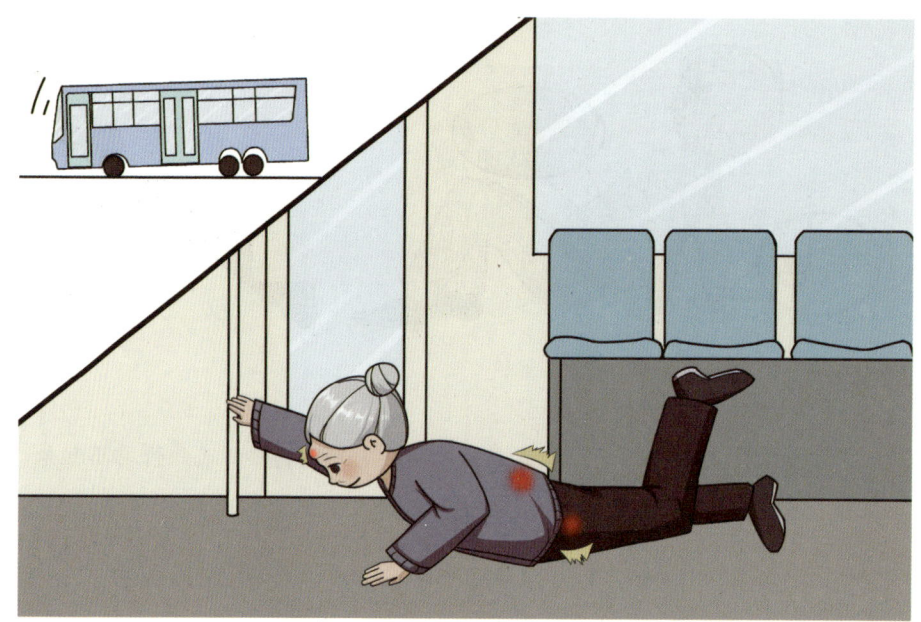

（三）应对招式

1.有条件的老年人最好居住在电梯楼或较低楼层的住宅中，方便出行、活动。

2.如果是居住在楼梯房里的老年人，上下楼梯要注意做到"一扶二看三踏脚"：扶住扶手或看护人员，看清地面再放脚，脚底要完全踏在台阶上再起步，不要同时跨过几级台阶，且要避免走坡度大的楼梯或台阶。

3.在下雨道路湿滑的时候，老年人尽量避免出门活动，可以在晴朗、天气好的时候出门进行户外活动。

4.老年人外出时，尽量选择地面平坦、没有障碍物、没有坡道和台阶的路行走，并适当放慢行走的速度。

5.年纪较大的老人最好在家人的陪同下出行，在夜间或天气情况不好时更要如此。若老年人独自出门，应记得佩戴老年人电话、手机、呼叫器等，在需要时可以寻求到救助。

6.在使用交通工具时要坐稳扶好，避免跌倒受伤。乘坐公交车，如果老年人是站立在车厢里，手一定不要离开扶手，要注意抓好扶手而不是随便搭一搭，有条件的最好两只手都抓好，做到"双保险"。乘坐私家车出行时，要注意系好安全带。

十三 独居老年人的辛酸

（一）案例

高奶奶，今年85岁高龄，她老伴十多年前就去世了，从那以后她一直独自生活。老太太有一个女儿，但是远嫁了，日子过得也很拮据，只能偶尔回家看望一下她。高奶奶在自家门前种点蔬菜，柴米油盐都是邻居们帮她从集市买回来的。高奶奶年龄大，心脏不好，时不时会感觉胸闷，眼睛也不好使，光线一暗就看不清东西，想去看病又走不动，只能自己吃点药，以为忍忍就过去了。有一天，高奶奶在家里打扫卫生，突然感觉身体不适、头晕眼花，随后便跌倒了。

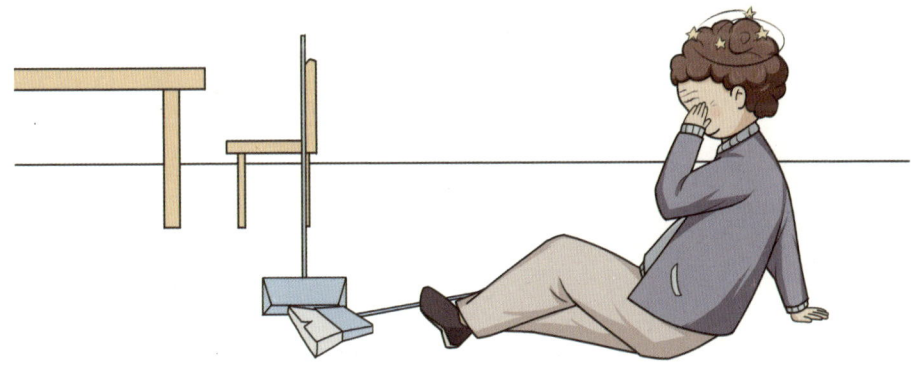

（二）社会因素

因为历史条件限制和社会发展过程中产生的问题，我国"未富先老"的问题明显。老年人的受教育程度、收入水平普遍较低，他们享受的卫生保健水平较低、获取医疗服务的途径也相对较少，很多时候需要依赖家人的帮助和照顾。

然而，农村工作机会少、收入低，导致很多年轻人外出务工，农村很多"留守老年人"独居在家，无人照顾。还有一些老年人因为儿女婚嫁、配偶死亡等原因，也成为了"独居老年人"。这些情况，在一定程度上造成老年人心里孤单、情绪抑郁，已有的病情也被拖延。

相关调查显示，老年人独居没有或较少社会交往会增加老年人跌倒受伤的发生率，独居老年人的跌倒发生率较非独居老年人高 1 倍。

（三）应对招式

1.给老年人普及健康卫生知识、防跌倒知识，社区、村委可以使用报纸、传单等方式进行科普，老年人更容易接受。还可以结合电视、广播等扩大宣传面。

2.有条件的社区可以为独居老年人提供医生上门看病、治病的服务，帮助老年人解决看病难的问题。

3.家人尽量多陪伴老年人，多关心老年人的身体和心理情况。

4.外出工作、不与父母同住的年轻人尽量抽时间多回家看看，解决老年人的日常生活问题，发现老年人生病时及时带他们就诊治疗。

5.有条件的家庭，可以通过雇佣保姆或入住正规的养老院等来更好地照顾老年人。

6."独居老年人""空巢老年人"的抚养问题是现代社会无法回避的较为复杂的问题，老年人老有所依、老有所养，是需要我们全社会共同努力来完成的艰巨任务。

这么多的案例，不知道对大家有什么启发？其实，老年人跌倒是多种因素相互作用的结果，跌倒的发生率是多种因素叠加累积的效应，跌倒的可能性会随着危险因素的增多而增加。因此，我们需要做好评估，注意到生活中会引起老年人跌倒的细节，并采取有效的应对措施，防止跌倒的发生。

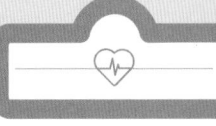

第五章

均衡膳食防跌倒

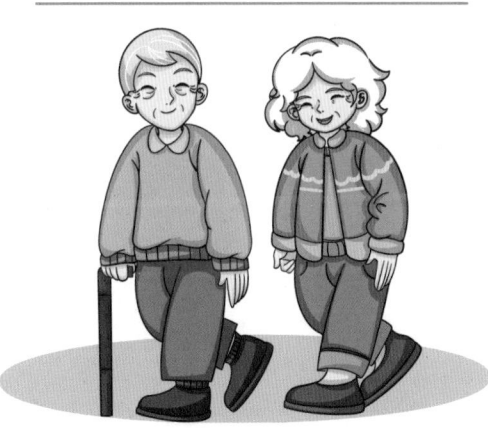

人步入老年阶段，身体的新陈代谢会减慢，体育锻炼也减少。同时，牙齿脱落、味蕾退化、胃肠功能减退，这些变化会影响老年人的食欲和吸收营养物质的能力，容易使老年人出现营养不良、便秘，并诱发或加重肌少症、贫血、骨质疏松、免疫力下降，从而增加跌倒的风险。衰老无法逆转，但是良好的饮食习惯、均衡营养的食物、科学合理的膳食安排能帮助老年人摄入足够的营养物质，延缓身体衰老，维持身体健康，预防跌倒。

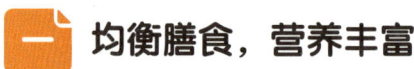 **均衡膳食，营养丰富**

中国营养学会推荐 60 岁以上的老年人，每天应摄入的营养物质有糖类、蛋白质、矿物质、维生素、脂类和水等。

60 岁以上老年人每日膳食推荐摄入量

食物类型	推荐摄入量（克/天）	食物类型	推荐摄入量（克/天）
谷类（米、面）	200 ~ 250	坚果	7 ~ 10
全谷杂豆*	50 ~ 150	畜禽肉	40 ~ 50
薯类	50 ~ 75	蛋类	40 ~ 50
蔬菜	300 ~ 450	水产品	40 ~ 50
水果	200 ~ 300	油	25 ~ 30
乳类	300	盐	< 6
大豆	15		
* 全谷杂豆： 全谷包括糙米、黑米、红米、小麦、荞麦、燕麦、玉米，还有全麦面粉；杂豆包括红豆、绿豆、芸豆等。			

注：摘自《中国老年人膳食指南》

（一）以谷物为主，粗细搭配

老年人的主食以谷物类为主，如大米、面条、馒头等，同时，可以适量添加玉米、莜面、燕麦、小米、高粱米、荞麦面以及薯类等粗粮。谷物类食物为老年人提供碳水化合物，碳水化合物是人体的能量来源。粗粮富含多种维生素和纤维素，能够帮助降低血脂、控制血糖以及促进排便。老年人饮食做到粗细搭配，可以达到营养合理、促进健康的目的。

（二）多吃蔬菜、水果

多吃新鲜的蔬菜、水果。蔬菜水果富含维生素 D、维生素 C、叶酸、胡萝卜素还有膳食纤维等，有助于降血压、预防心脑血管疾病，水果中还含有有机酸，可以刺激和增强老年人的食欲。老年人应该餐餐有蔬菜，每天吃蔬菜的量以 300 ~ 450 克为宜，绿叶蔬菜应占 1/2，如小白菜、荠菜、菜心、油麦菜等；每天吃适量的水果，每天摄入量以 200 ~ 300 克为宜，如苹果、香蕉、橙子、猕猴桃等。

（三）常吃奶类、豆类或其制品

蛋白质是人体的物质基础。老年人要摄入足够的蛋白质才能保持健康。老年人补充蛋白质要注意量适质优，每日蛋白质摄入量以每千克体重 1.0 ~ 1.2 克为宜。奶类是天然的优质蛋白来源，建议每天喝 250 ~ 350 毫升的纯牛奶，有乳糖不耐受的老年人可选择饮用低乳糖奶或酸奶。豆及豆制品含丰富的优质蛋白，也可以选择饮豆奶来补充蛋白质。

（四）适量吃鱼、禽、蛋、瘦肉

老年人要适量吃鱼、禽、蛋、瘦肉，这些食物富含维生素 A、维生素 D 及叶酸，维生素 A 可以减少老年皮脂腺及汗腺角化，减缓皮肤老化；维生素 D 有促进钙吸收的作用；叶酸对心血管病的发生有一定的预防作用。老年人吃肉类应选择新鲜的，少吃深加工的肉制品，如烟熏、腌制等肉制品应少吃。鸡蛋营养丰富，易消化，建议老年人每天吃一个鸡蛋。

（五）补充适量的矿物质

老年人对钙的吸收和利用能力下降，体力活动减少又加重了骨钙的流失，老年人骨质疏松很常见。老年人每天应保持500～1000毫克的钙摄入量，钙的食物来源有：牛奶及其制品、大豆及其制品、芝麻、深绿色蔬菜、海带、虾皮等。当然不是补越多越好，总摄入量超过2000毫克可能会引起副作用，使铁、锌、镁等元素吸收利用率降低。在补钙的同时，也要注意补充维生素D，维生素D能促进人体对钙的吸收和利用，所以想要补钙成功，一定要"钙D"同补，可以食用海鱼、虾、蛋黄等，同时多晒太阳，促进钙吸收。

缺铁的老年人易得贫血症，进食动物血液和肌肉可以获得丰富的铁，老年人可以适当进食猪肝、菠菜、雪里红等含铁丰富的食物。锌，能维持和调节人体正常免疫功能，含锌丰富的食物有贝壳类海鲜、红肉、动物内脏等。钠，对维持血压有重要作用，主要存在于食盐当中，但是钠摄入过多会引起血压升高，对心血管产生不良的影响，所以老年人应降低膳食中钠的摄入量，每天的钠摄入量应少于6克。

（六）保证充足的饮水量

水是生命之源，是构成细胞的重要成分。老年人应养成定时饮水的习惯，每天饮水量应在1000～1500毫升，白开水是最好的饮品。老年人应以白开水为主要的水分来源，搭配淡茶水、矿泉水，不喝含糖饮料，水温不宜过热或过冷。建议老年人可以少量多次饮水，保持充足的水量。

二 科学烹调，合理进餐

（一）饭菜清淡，细嚼慢咽

清淡饮食更适合中国老年人的肠胃，老年人不宜食用肥肉、烧鸡、酱肉、咸蛋、油炸食品，应少吃高盐、高糖和油腻的食物。老年人每天摄入钠盐应控制在 6 克之内，这相当于一个啤酒瓶盖平盖的量，每天摄入烹调油25 ~ 30 克为宜，这相当于三勺白瓷汤勺的量。最好选用不饱和脂肪食用油，如茶油、橄榄油、花生油，少吃猪油等动物油。烹调方法主要是蒸、煮、炒、炖等，尽量避免用炸、煎、烤等烹调方式，尽量不添加过多的调味料，保持饮食清淡，减少原料营养素的流失。选择食物尽量避免纤维较粗、不易咀嚼的食品，肉质细嫩的鱼肉、蒸水蛋、豆腐等食品是适合老年人的好选择。

（二）粗细搭配，荤素搭配

老年人饮食应做到粗细搭配、荤素搭配。中国人习惯以谷类为主食，在此基础上，少吃精米、精面，适当添加粗粮，做到粗细搭配。同时，做到鸡、鸭、鱼、肉、蛋和蔬菜水果合理搭配，保持饮食的多样均衡，保证老年人摄入充足的蛋白质、维生素和纤维素，做到各种营养互补。

（三）规律进餐，食量适宜

安排一日三餐，定时定量，规律进餐。饮食要适量，不暴饮暴食，不偏食挑食，不过度节食，食量与体力活动相平衡。三餐饮食量的比例为：早餐 30%，中餐 40%，晚餐 30%。消化功能差的，或有糖尿病的老年人可以少食多餐。不要食用生、冷、质硬、难消化的食物，以免引起胃肠道疾病，老年人饮食以温热为主，吃的时候不要过急，细嚼慢咽，有利于食物的消化吸收。

三 食物中的"催老剂"

健康有益的食物可以使我们身体强壮，少生病。相反，不健康的食物，会加速衰老，引发疾病。其实，很多食物里藏着你我看不见摸不着的"催老剂"，它们无形中加快各个脏器的"衰老"。这些神秘的"催老剂"到底是什么？

（一）肝脏的"催老剂"——酒精

酒精，它的化学名称叫作乙醇，是酒类（啤酒、红酒、白酒等）的重要组成部分。酒精的氧代谢约 90% 在肝脏中进行，而酒精代谢过程中产生的物质会损害肝脏组织，引发肝脏的炎症反应，从而引发肝细胞的坏死。长期大量饮酒将导致肝细胞持续坏死，脂肪肝、肝硬化，甚至诱发肝癌。所以老年人最好要戒酒，或者控制饮酒量，不能酗酒，偶尔喝酒也不要贪杯多饮。

（二）心脏的"催老剂"——反式脂肪酸

反式脂肪酸是一类对健康不利的不饱和脂肪酸。它在天然脂肪中有少量存在，主要来源是食品添加剂和高温处理油脂。为了保持食品的稳定性和延长有效期限，一些食品中会添加氢化油，这些食品中常含有反式脂肪酸。如薄脆饼干、焙烤食品、谷类食品、面包、炸薯条、炸鱼、洋葱圈、人造黄油等，特别是黏性人造黄油中的反式脂肪酸含量很高。还有，烹调时习惯将油加热到冒烟，以及反复煎炸食物等，也会使食物中反式脂肪酸的含量大大增加。

每人每天摄入的反式脂肪酸不应超过 2.2 克，摄入过多将有损健康。所以，零食、甜品、油炸食品等还是少吃为妙。

（三）皮肤的"催老剂"——甜食

很多女性特别喜欢吃甜品，但甜品吃过多了对身体健康不利。甜品中糖分较高，过多糖分摄入会加速皮肤衰老，使皮肤慢慢失去弹性，也容易出现皱纹和色斑。平时应该限制糖、精制糖的摄入，如甜味饮料、点心、饼干、蛋糕、糯米类的食物要少吃。

（四）胃的"催老剂"——腌制食物

腌制食物中含有大量的食盐。食盐的高渗透压会对胃黏膜造成损害，出现充血、水肿、糜烂、溃疡、坏死和出血等一系列病理改变，同时还能使胃酸分泌减少，使食物难以消化，引发胃疼胃胀等不适，诱发胃溃疡、慢性胃炎。腌制食物中还含有亚硝酸盐，亚硝酸盐是致癌物质。在中国、日本、意大利、法国、英国和美国等国家进行的 10 多项研究发现，盐腌食品是胃癌发病的危险因素，可以使胃癌发生的危险增加 2 ~ 6 倍。因此，平时应该清淡饮食，少吃盐腌食物。

建议老年人纠正重盐重油重辣的饮食习惯，烹调时借助蔬菜本身的风味提升菜的口感，使用适量的醋、柠檬汁等调味汁替代部分盐和酱油，选用低钠盐、低添加料的酱油。

（五）食管的"催老剂"——烫食

食管的表面，覆盖着娇嫩的黏膜，食物的温度对它有很大影响：10℃ ~ 40℃最合适；50℃ ~ 60℃勉强能耐受；65℃以上，会造成烫伤。日常生活中，刚出锅的热饺子的温度一般就能超过 65℃。食物温度过高，会灼伤食管黏膜并使之出现炎症、坏死，长期下去就有可能发生癌变。所以，吃饭最适宜的温度就是不凉也不热，我们的嘴唇刚好能感觉到它是温的，这就是最适宜的。平时吃东西的时候，不要太着急，放一放、凉一凉，用嘴巴抿一下，觉得不烫了再入口。

（六）肠道的"催老剂"——饮食不当

胃肠是人体重要的消化和吸收组织器官，人的"肠道年龄"会随着年龄的增长、生活工作压力的增大及饮食不当等因素而"老化"。偏食、过度节食、暴饮暴食、食用过期变质和不健康的食物，这些行为会给胃肠道带来极大负担和刺激。不良的生活、饮食习惯会使肠道内有益菌群数量减少而有害菌群不断增多，最后导致肠道菌群失调，肠道功能出现"老化"。建议老年人要规律饮食，保证膳食纤维的摄入，饮食做到粗细搭配、荤素搭配。

（七）肺的"催老剂"——油烟

厨房油烟对人的鼻、眼、咽喉黏膜有较强的刺激，可引起鼻炎、咽喉炎、气管炎等呼吸道疾病，长期吸入油烟还可能导致肺部疾病。所以，做饭做菜时要开抽油烟机，同时打开厨房的窗户，炒完菜抽油烟机要再开 10 分钟。炒菜时，油温控制在五六成热即可。油入锅后，拿一小片葱皮扔入锅中，等葱皮四周冒出许多泡泡，就在其变色前将食材下锅。这样可以减少烹调过程中吸入的油烟。

除了厨房的油烟，对肺部危害最大的就是香烟产生的烟。抽烟对肺有百害而无一利，它对肺的危害直接而巨大。香烟中含有三百多种化学物质，比如尼古丁、焦油、苯并芘、一氧化碳等，会引起肺炎甚至是肺癌。抽烟是引发肺癌最重要最直接的原因。因此，吸烟的老年人最好要戒烟，如果实在戒不了，也要减少抽烟的量。不吸烟的老年人尽量少去吸烟区，避开吸烟人群，不要吸入"二手烟"。

不良的生活和饮食习惯会在不知不觉中"催促"身体老化，老年人想要身体健康、抗衰老、防跌倒，就要与以上这些隐藏在饮食和生活中的"催老剂"保持距离，坚持健康的饮食习惯和生活方式。

四 推荐给老年人的健康食谱

下面为老年朋友们推荐一些健康菜谱，各位老年朋友可以根据自己的身体情况和口味来借鉴使用。

（一）老年人一周饮食食谱

时间	早餐	水果	午餐	点心	晚餐
周一	玉米粥 1 碗 菜包子 1 个 水煮鸡蛋 1 个	苹果 1 个	米饭 1 碗 肉末青菜 素炒白菜 紫菜虾皮汤 1 碗	牛奶 250 毫升 饼干 1 块	荞麦面 1 碗 胡萝卜炒肉丝 素炒油麦菜
周二	燕麦片 1 碗 葱油饼 1 个 水煮鸡蛋 1 个	香蕉 1 根	米饭 1 碗 清蒸鲈鱼 素炒生菜 西红柿鸡蛋汤 1 碗	豆奶 250 毫升 方包 1 片	米饭 1 碗 香菜拌豆腐 瘦肉蒸水蛋
周三	淮山面 1 碗 红薯 1 个 煎蛋 1 个	橘子 1 个	三鲜水饺（胡萝卜、香菇、猪肉）1 碗 素炒菜心 豆腐鲫鱼汤 1 碗	牛奶 250 毫升 饼干 1 块	米饭 1 碗 彩色三丝（土豆、彩椒、肉丝） 芝麻油菜
周四	面包夹荷包蛋 1 份 豆奶 250 毫升	圣女果 100 克	米饭 1 碗 云耳蒸鸡 红烧豆腐 素炒青菜	牛奶 250 毫升 方包 1 片	米饭 1 碗 西红柿炒鸡蛋 肉末青菜
周五	小米南瓜粥 1 碗 花卷 1 个 鸡蛋饼 1 个	梨子 1 个	杂粮饭 1 碗 蒸肉饼 芦笋炒虾仁	牛奶 250 毫升 饼干 1 块	米饭 1 碗 凉瓜炒牛肉 香油拌菠菜
周六	荞麦面 1 碗 芝麻饼 1 个 鸡蛋 1 个	猕猴桃 1 个	米饭 1 碗 玉米豌豆炒肉粒 肉片海带汤 1 碗	牛奶黑米粥 1 碗	米饭 1 碗 蒸水蛋 虾皮扒白菜
周日	瘦肉米粉 1 碗 鸡蛋 1 个	苹果 1 个	杂粮饭 1 碗 香菇焖鸡 素炒青菜 豆腐鱼汤 1 碗	豆奶 250 毫升 方包 1 片	白菜水饺 1 碗 青瓜肉片 韭菜煎蛋

（二）推荐菜式

清蒸鲈鱼	
材料	鲈鱼1条，葱姜适量
调料	蒸鱼豉油、食用油、料酒、盐各适量
做法	1. 鲈鱼去除内脏，洗净，鱼肚中填塞葱段、姜片，鱼身薄薄抹上一层盐并滴上两滴料酒，腌制5分钟；
	2. 蒸盘底部铺上葱段、姜片，平铺放鱼，鱼身上再铺上一层葱段、姜片；
	3. 蒸锅大火将水烧开后，将盛有鱼的蒸盘放入锅中，盖上锅盖，大火蒸10分钟，关火后焖5分钟取出，蒸好的鱼去掉葱段、姜片，并倒去蒸盘中的水，均匀淋上适量蒸鱼豉油，撒上葱丝；
	4. 再将适量食用油烧热后淋于鱼上即可。
营养点评	鲈鱼肉质鲜嫩，含多种对人体有益的氨基酸。采用清蒸方法，既能保持食材形态完美，使之口味鲜嫩，还最大程度地保存了其中的营养素，符合健康饮食的要求，少油少盐，易消化吸收，非常适合老年人。

彩色三丝	
材料	土豆1个，彩椒1～2个，瘦肉适量，姜、葱、蒜适量
调料	适量食用油、盐
做法	1. 瘦肉切丝，放少许盐及食用油腌制5分钟；
	2. 土豆切丝，彩椒切丝，姜切丝，蒜切片；
	3. 锅中放水，烧开，放入土豆丝焯水，捞起沥干；
	4. 锅中水倒掉，放入食用油，烧热；
	5. 放入葱、姜、蒜爆香；
	6. 放入瘦肉丝炒至半熟；
	7. 放入土豆丝、少许盐翻炒；
	8. 放入彩椒，放入少许盐翻炒即可。
营养点评	土豆是一种粮菜兼用型的蔬菜，在欧美享有"第二面包"的称号。土豆含有丰富的碳水化合物、膳食纤维、维生素C、钾等营养成分，被誉为人类的"第二面馆"。彩椒色彩鲜艳，能增强老年人的食欲，同时含有丰富的维生素和纤维素。瘦肉为人体提供必需的蛋白质。这道菜荤素搭配，营养丰富。

芦笋炒虾仁	
材料	鲜虾 500 克，芦笋 3 条，红彩椒 1 个
调料	生姜、料酒、淀粉、盐、食用油、柠檬汁适量
做法	1. 鲜虾去壳，去虾线，取虾仁洗净，用少量盐、料酒、淀粉抓匀，腌制 20 分钟； 2. 芦笋洗净切片，红彩椒切丝，切好的食材焯水，捞出沥干，生姜切丝； 3. 锅中放食用油，烧热，放入姜丝，将焯水后的食材、腌制好的虾仁倒入翻炒； 4. 滴入少量柠檬汁，放入适量的盐调味即可。
营养点评	鲜虾味道鲜美，肉质细腻，富含优质蛋白、矿物质和多种维生素，含钙量高，是膳食补钙的好选择。芦笋富含膳食纤维和维生素，热量较低，煮熟后的芦笋入口清爽，易咀嚼，适合老年人食用。这道菜味道鲜，口味清淡，做法简单，营养成分适合老年人。

萝卜炖羊肉	
材料	羊肉 1000 克，白萝卜 1 条
调料	生姜、胡椒粉、盐适量
做法	1. 羊肉切块放入锅内，加入大块生姜煮几分钟； 2. 将羊肉捞出来洗干净备用； 3. 将羊肉和萝卜放入高压锅，加好水，添加适量胡椒粉，大火炖 35 分钟，炖至萝卜及羊肉软烂，最后添加 2 克盐，搅拌均匀； 4. 勺起装入碗中即可喝汤吃肉。
营养点评	这是一道清淡可口的家常清汤，味道鲜美，操作简单。羊肉肉质细嫩，营养价值高，含有蛋白质、磷脂、维生素等多种营养物质，性质温热，入脾、胃、肾、心经，具有温中益气的功效，可以补气补肾，缓解肾虚引起的乏力、腰膝酸软、头晕、手脚冰冷，还有强筋健骨、调理脾胃功能，尤其适合脾胃虚寒的人群。炖到软烂的萝卜和羊肉容易咀嚼，易于消化，适合老年人食用。

玉米豌豆炒肉粒	
材料	豌豆、甜玉米、瘦肉、蒜瓣
调料	食用油、盐、蚝油
做法	1. 豌豆洗干净，剥好甜玉米粒备用；
	2. 切好肉粒，大小和玉米粒差不多，放少许盐及食用油腌制5分钟；
	3. 锅中放食用油，烧热，加入两颗拍好的蒜瓣，放入肉粒快速翻炒至熟透，铲起来备用；
	4. 食用油起锅，烧热，加入两颗拍好的蒜瓣，把豌豆倒下去，翻炒；
	5. 豌豆翻炒一分钟左右，加玉米再次翻炒一分钟左右，加大半碗水，盖锅盖；
	6. 等到水收得差不多了，豌豆和玉米颜色有变化、熟了，再加上炒好的肉粒继续翻炒，最后再加适量蚝油。
营养点评	豌豆具有通利大肠、保护视力、维持免疫系统和骨骼健康等作用；甜玉米具有降血压、降血脂、增加记忆力、明目等功效；猪瘦肉具有修复更新细胞、改善缺铁性贫血、促进代谢、保护视力和补充营养等功效。玉米豌豆炒肉粒鲜甜可口，营养丰富，非常适合老年人食用。

牛奶黑米粥	
材料	纯牛奶250毫升，黑米100克
调料	白糖适量
做法	1. 将黑米淘洗干净，加入适量水，放入锅中浸泡2～3小时；
	2. 开火，大火烧开后转至中火，将黑米粥煮至快软烂后，加入纯牛奶再煮2分钟；
	3. 根据自己的口味加入适量白糖调味，糖尿病者不宜加入白糖。
营养点评	黑米是粗粮，含有丰富的铁质、纤维素和维生素，同时，从中医的角度来说，黑米具有补血、健脾胃的功效。牛奶富含优质蛋白和钙质，是天然补钙良品。此粥有养血、健脾益胃的作用，适用于体质虚弱、气血亏虚的老年人，可用于早餐或作为下午点心食用。

鸡蛋燕麦片	
材料	鸡蛋 1 个，燕麦片 150 克
调料	盐、白糖适量
做法	1.将鸡蛋打入碗中，打散拌匀； 2.锅中放水，烧开，放入燕麦片，煮至软烂时放入打好的鸡蛋，搅拌均匀，煮 1 分钟； 3.可根据自己的口味加入适量的盐或白糖调味，糖尿病者不宜加入白糖。
营养点评	鸡蛋含有人体所需的多种营养物质，如蛋白质、脂肪、卵磷脂、维生素，被人们称作"理想的营养库"，而且鸡蛋质地细腻柔软，适合老年人食用。燕麦片有丰富的膳食纤维和多种维生素，热量较低，具有降血糖、降血脂、缓解便秘的作用。鸡蛋燕麦片，营养丰富，易消化吸收，适合作为早餐或下午点心食用。

豆腐鲫鱼汤	
材料	白鲫鱼 1 条，豆腐 1 块，生姜、香菜适量
调料	盐、料酒、食用油适量
做法	1.白鲫鱼杀好洗干净，洗去内部黑膜，在鱼身上切上斜刀，用料酒和少量盐腌制 2 分钟； 2.准备嫩豆腐 1 块 (老豆腐也可以)，切成若干片，并将香菜切成段； 3.将锅烧热，锅中倒油，先放姜片，然后放入鱼，一面煎好再煎另一面； 4.鱼煎至两面略焦黄后，往锅中倒入 600 毫升热开水，再撒入适量料酒祛腥； 5.汤滚开后，放入切好的豆腐，调至中火； 6.保持中火煮 15 分钟，至汤色变成奶白色、豆腐熟透即可关火，放入适量的盐调味，撒入适量香菜叶增香，起锅。
营养点评	白鲫鱼的营养价值较高，含有丰富的优质蛋白、维生素、氨基酸及钙、磷、铁等微量元素，可以满足人体所需的多种营养。其味甘、性平，归属于脾经、胃经及大肠经，具有健脾和胃、利水消肿、温通血脉的作用。豆腐含有丰富的植物蛋白及植物雌激素，能弥补女性雌激素水平的不足，具有清热和润燥的养生功效。 但是，豆腐中嘌呤含量较高，所以不宜过量食用，以免诱发痛风。

第六章

适当训练防跌倒

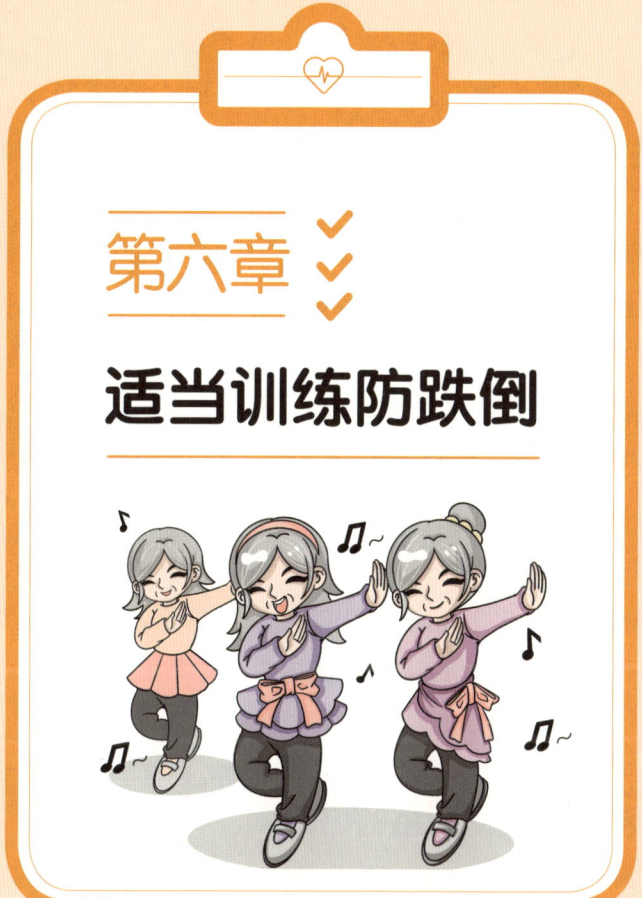

一座房子，要靠坚固的支柱与墙体支撑。如果支柱腐朽，墙体松垮，一阵大风吹来都可能使这座房子倒塌。人体也一样，坚硬的骨骼和发达的肌肉，是人体能健康行动的保证。然而，人到老年，因骨钙流失、肌肉退化松弛无力、内分泌失调、活动减少等原因，导致平衡能力下降，重心不稳，很容易发生意外跌倒。运动训练是强健肌肉和骨骼的有效措施，可以增强腰部和下肢力量，提高老年人全身协调性和关节稳定性。老年人要防跌倒，必须进行适当的运动训练。

老年人坚持运动锻炼好处多。钟南山院士80多岁依然能奋战在医学前线，这离不开持之以恒的锻炼。他在繁忙的工作之余，每周都会抽出 3～4 个下班后的时间段，进行每次 40～50 分钟运动锻炼。在他看来，锻炼和吃饭同样重要。他说："锻炼与不锻炼，在 30 或 40 岁的时候，一般感觉没什么明显的区别，但是当你 50 或 60 岁时，你会感觉锻炼与不锻炼的身体状态很不一样。"钟南山院士坚持几十年如一日的锻炼习惯，使他看上去比实际年龄年轻很多，身体的健康状态很好，他处于高龄还可以承担繁重的日常工作，跟坚持运动锻炼有很大关系。

一 老年人运动训练的好处

1. 增强肌肉力量。运动训练可以加强肌肉的收缩能力和改善肌肉内血液、氧的供应，减少肌少症的发生，增加肌肉和韧带的弹性，同时增强肌肉的力量。

2. 提高骨密度。运动训练可以刺激成骨反应，促进钙在骨骼中沉积，减少骨钙的流失，对保持和提高骨密度有重要的作用。

3. 控制体重。部分老年人随着年龄的增长，体内激素分泌改变，加上体育活动减少等原因，容易出现身体脂肪过度堆积，也就是肥胖。老年人肥胖容易诱发心脑血管疾病，并且在跌倒后，由于自身体重过重，会更容易引起骨折。运动训练能帮助老年人调整内分泌，减少身体脂肪，控制体重，从而改善整个身体功能。

4. 减少损伤。强健的骨骼能更好地为人体提供支撑力和抗打击能力，坚实的肌肉也能更好地维持人体的运动并保护好人体免受伤害。老年人通过运动训练，在增强肌肉力量和骨密度的同时，也能帮助其减少跌倒伤害。

5. 使精力更加充沛。中国有句古话叫"流水不腐"，运动可以使生命之河源源不断、不易枯竭。规律合理的运动训练可以提高老年人的身体功能，并调整心理状态，使老年人的精气神更好，提升生活的质量。

我们将为各位老年朋友介绍以下防跌倒训练：力量训练、耐力训练、平衡协调性训练、灵活柔韧性训练。

二 力量训练

一般来说，人体在二十到二十五岁时达到最大肌肉力量，而在 50 岁以后，每 10 年肌肉质量下降约 6%，相应肌肉力量就会下降 12% ~ 14%。随着年龄的增长，人体运动能力大幅度下降，就连应付日常生活都会困难重重，具体表现为行动迟缓、步子迈得越来越小。肌肉力量下降是造成老年人跌倒的一个关键的危险因素。力量训练可以使老年人的肌肉质量和力量得到恢复和加强。肌肉力量训练又称为抗阻力训练，老年人可以使用哑铃、弹力带等健身用具进行力量训练，也可以就地取材，使用装满水的矿泉水瓶等来进行锻炼。（注：以下所有训练数量仅供参考，实际因人而异，以不过度疲劳为宜，遵守循序渐进的原则。）

（一）上肢力量训练

1. 站姿水平弯举。身体保持直立，双手各握一个装满水的矿泉水瓶。手臂伸直，采取屈肘动作，将矿泉水瓶向上抬起至肩前位置，并停顿 1 至 2 秒，后将水瓶放下回归到原位。此动作可以两臂一起做，也可以左右交替进行，每组进行 12 次，每次做 4 ~ 6 组。每做完一组，可休息 30 秒，可针对力量弱侧的手臂增加训练次数。在练习过程中，请注意躯干始终保持直立，不要在运动过程中借助腰背力量完成动作。

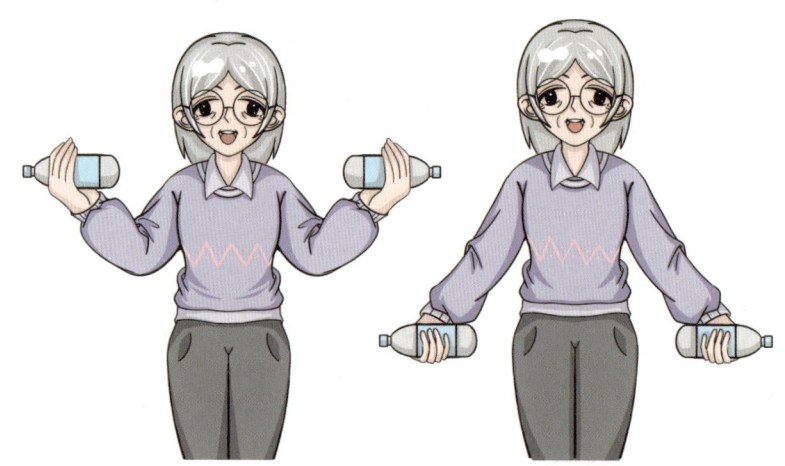

2. **颈后臂屈伸。**双手共同握住一个装满水的矿泉水瓶，将其高举过头顶后，屈肘，让前臂向后下垂，两上臂贴近两耳，保持竖直，尽量不要晃动；逐渐伸展肘关节，把前臂向上延伸，直到臂部完全伸直；静止 1 秒，再屈肘，让前臂徐徐下垂到开始位置。此动作可以两臂一起做，也可以左右交替进行，每组进行 12 次，每次做 4 ~ 6 组。每做完一组，可休息 30 秒，针对力量弱侧的手臂可增加训练次数。此训练也可在坐姿体位下进行。

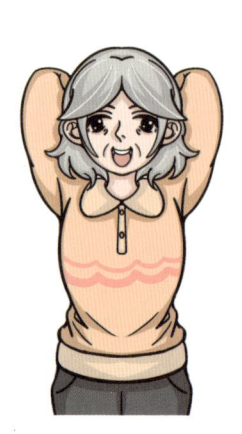
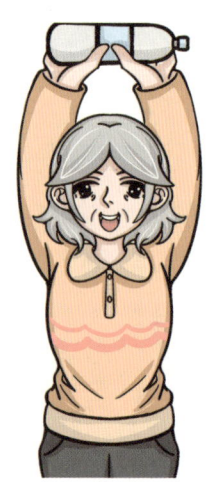

3. **扶墙俯卧撑**。站立在距离墙大约等于上肢长度的位置。双手与肩同宽，将双手伸向前放在墙壁上，手指朝向上方。保持背部挺直，逐渐弯曲双臂，上身向墙靠拢，缩小身体与墙壁间的距离。感到吃力后，再慢慢还原到起始姿势，扶住墙壁来回做站立位的俯卧撑。这个动作每组 10 次，每次做 4 ~ 6 组。

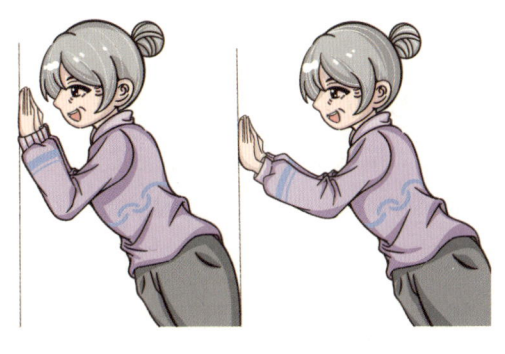

4. **上举哑铃**。身体挺直坐在凳子上，保持腰背正直，双脚自然分开与肩同宽，双手持哑铃于肩上。向上推举哑铃至两臂伸直，之后再缓慢放下还原。这个动作每组 5 次，每次做 4~6 组。注意：向上推举哑铃时尽量快速，放下哑铃时要缓慢，老年人进行锻炼时要量力而行。

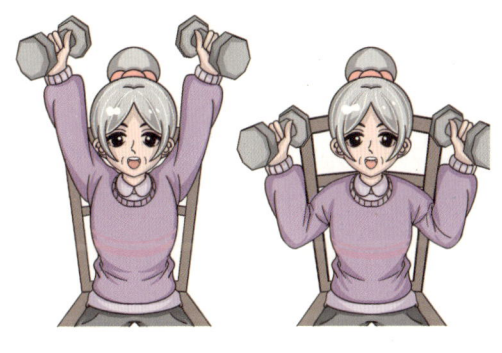

5. **双手交替提拉哑铃**。身体挺直坐在凳子上，双脚自然分开与肩同宽，双手持哑铃于两腿之间，躯干前倾45°，先一侧手臂上提哑铃，缓慢放下，再换另一侧手臂上提哑铃，再缓慢放下，双臂交替练习。注意：动作过程中头部与肩部不要转动，上提哑铃要达到最大高度，下放哑铃时

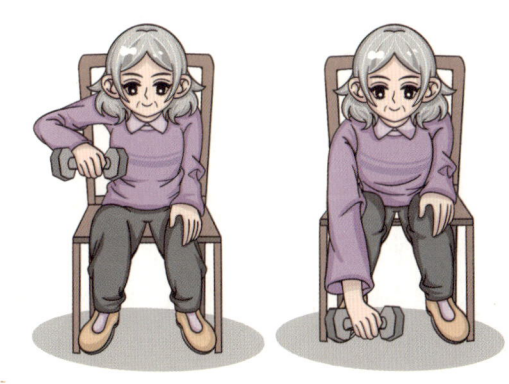

动作要缓慢，老年人进行锻炼时要量力而行。

（二）下肢力量训练

"椅子力量训练" 法

老年人在生活中可以利用椅子进行力量训练，侧重锻炼下肢力量，同时辅以锻炼上肢力量。进行这个训练时，应选择一把材质坚硬稳固、没扶手和轮子的椅子，椅子的高度能够使老年人坐上去后，脚正好平放在地面上。训练总共分5个部分，包括：起立坐下、模拟深蹲、提踵（提脚跟）、髋外展、向后伸腿。这套练习每周至少训练2次，每项训练内容练习2～3组，随着能力提高，可以逐渐增加各组动作的练习次数。

①起立坐下

身体挺直坐在椅子上，双脚自然分开与肩同宽，身体微前倾。双眼注视前方，腿部用力，手臂放松，慢慢从椅子上站起来。站稳后，臀部慢慢开始靠近椅子，向下坐回椅子上。注意：起立和坐下过程中保持身体直立。这个动作练习10次为一组，练习2～3组。

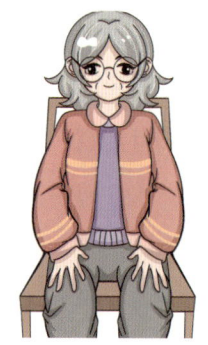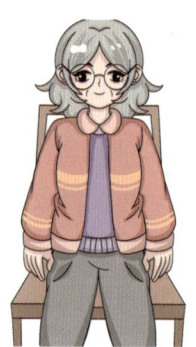

②模拟深蹲

站在椅子背面，用双手扶住椅背，双脚自然分开与肩同宽。尽量弯曲双腿下蹲，膝盖不要外翻（两个膝盖朝外张）或者内扣（两个膝盖向内夹），下蹲过程，小腿可以略向前倾，蹲稳后再慢慢臀部用力站起来。这个动作练习10次为一组，练习2～3组。

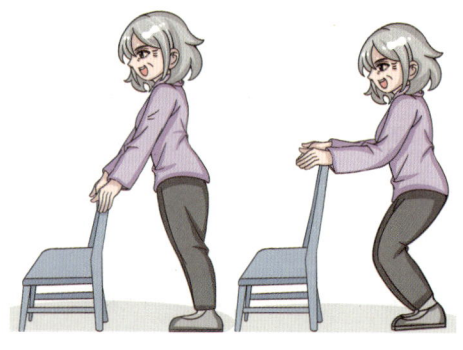

③提踵（提脚跟）

站在椅子背面，用双手扶住椅背，双脚自然分开与肩同宽。慢慢提起脚后跟，尽力向高提，动作应该尽量慢而持久。当脚后跟提到最高点时，停顿1秒钟，然后缓慢落下脚后跟，重复完成动作。这个动作练习10次为一组，练习2～3组。

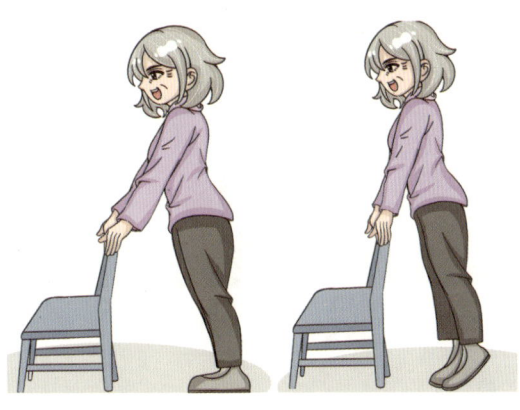

④髋外展

站在椅子背面，用双手扶住椅背，双脚自然分开与肩同宽，然后尽可能自然地让左腿向外侧伸展，同时保持背部和骨盆的正直，不要偏向右侧，动作完成后回到起始姿势。右腿按照左腿一样的要求向外侧伸展。这个动作练习10次为一组，练习2～3组。

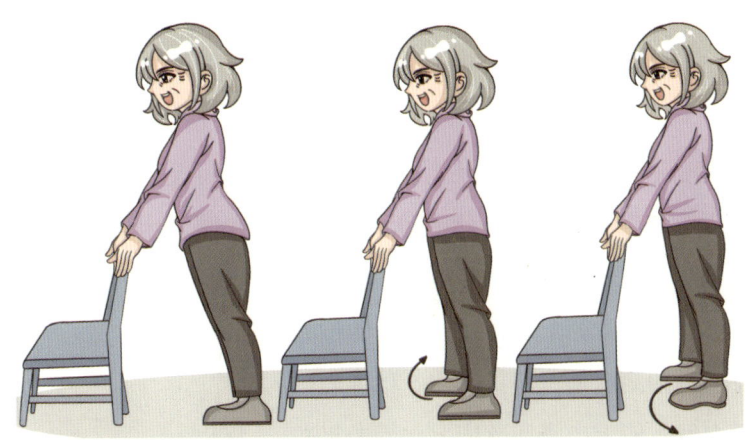

⑤向后伸腿

站在椅子背面，用双手扶住椅背，双脚自然分开与肩同宽。让左腿尽力向后伸直，直到感觉不能再向后伸为止，不要弯腰，保持身体直立5秒，然后返回到起始姿势。右腿按照左腿一样的要求向后伸展。这个动作练习10次为一组，练习2～3组。

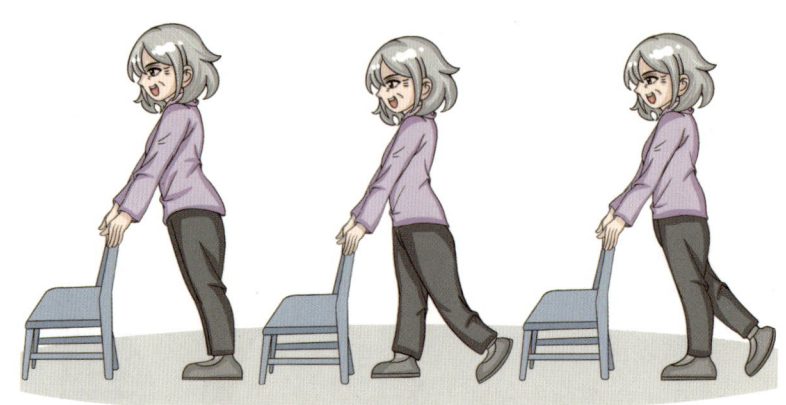

（三）床上功能锻炼

有些老年人因为疾病或年老体弱等原因，需要卧床休息而不能下床进行以上力量训练时，可以选择在床上进行锻炼，这样既能保障老年人的安全，避免因运动锻炼过程中体力不支、力量不稳引发跌倒，也能提高老年人锻炼时的舒适度，而且不受场地的限制。床上功能锻炼能促进人体血液循环，改善因为长期卧床、缺少活动带来的血运障碍、消瘦乏力、胃胀便秘等问题，还可以保持肢体的活动功能，增强肌肉力量，为日后下床行走、康复锻炼打下基础。下面，为老年朋友们介绍几种简单的床上功能锻炼方式。

1. 上肢拉环训练。这个训练需要借助床上吊环装置作为工具，有条件的家庭可以为长期卧床的老年人在床上安装床架及康复床架并配置吊环。

训练时，先练习用双手向上拉住吊环，注意双手握紧，然后慢慢收缩上臂，通过向上的拉力使上半身慢慢抬离床面，坚持 1 ~ 5 秒钟后，慢慢放松上臂，使上半身回落床上。待老年人掌握了双上肢拉环训练后，再进行单侧上肢拉环训练，左右上肢交替练习。这个动作练习10次为一组，练习2 ~ 3

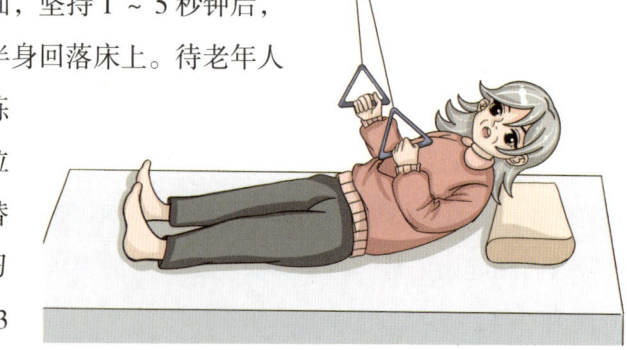

组。注意：对于上肢力量较弱或力量不稳定的老年人，在开始进行这项训练时，应有家人或照顾者在床边进行协助，以防受伤。

2. 股四头肌等长收缩运动。

仰卧在床上，双臂自然放在身体两侧。在一侧膝下放一条卷好的大毛巾，腿伸直，尽量使膝关节伸直，绷紧大腿肌肉，向下压膝下的大毛巾。两腿交替进行锻炼。这个动作练习 20 ～ 30 次为一组，每天可进行 3 ～ 4 组。

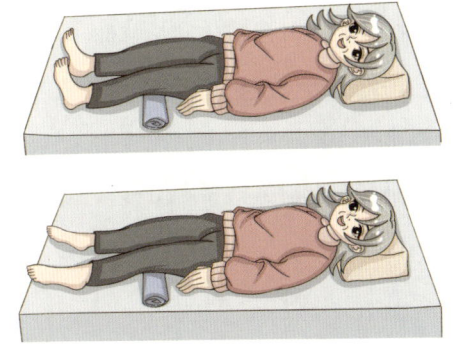

3. 踝泵运动。踝泵运动，就是通过踝关节的运动，像泵一样促进下肢血液循环和淋巴回流，可以预防下肢深静脉血栓形成，并增强下肢肌肉力量。踝泵运动分为屈伸和绕环两组动作。

①屈伸动作：平躺或坐在床上，下肢伸直，大腿放松，缓缓勾起脚尖，尽力使脚尖朝向自己，至最大限度时保持 5 ～ 10 秒，然后脚尖缓缓下压，至最大限度时保持 5 ～ 10 秒，注意在运动过程中始终保持膝关节伸直，紧贴床面。这个动作练习 20 ～ 30 次为一组，每天可进行 3 ～ 4 组。

②绕环动作：将"勾起脚尖—脚尖下压—脚内翻—脚外翻"动作组合在一起，完成踝关节的绕环运动。注意在运动过程中始终保持膝关节伸直，紧

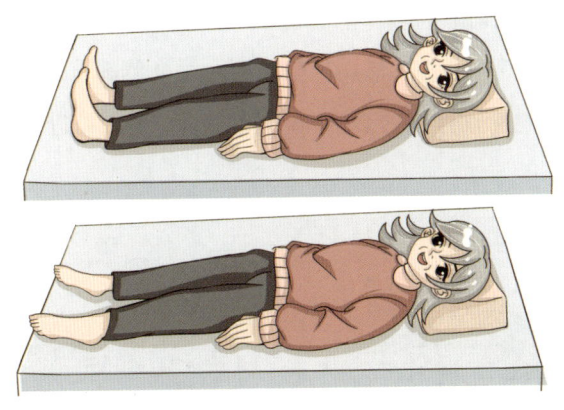

贴床面。这个动作练习 20 ～ 30 次为一组，每天可进行 3 ～ 4 组。

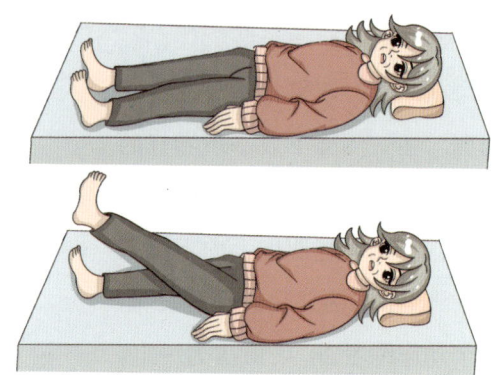

4. **直腿抬高运动。** 仰卧在床上，双臂自然放在身体两侧，一侧腿伸直，并尽量使膝关节伸直，慢慢向上使腿抬离床面，抬腿高度为 10 ～ 20 厘米，把腿抬高到最大限度后维持 5 ～ 10 秒，然后放松还原，把腿放回床面。另一侧腿重复刚才的动作，两腿交替进行锻炼。这个动作练习 20 ～ 30 次为一组，每天可进行 3～4 组。

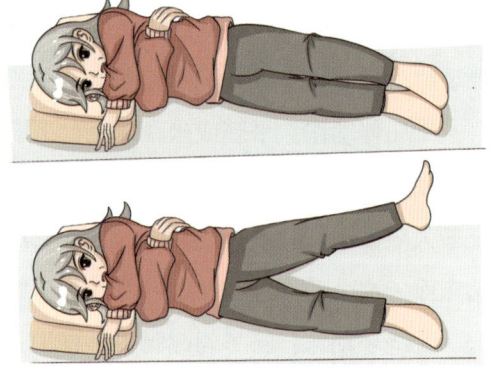

5. **侧抬腿运动。** 侧卧在床上，一侧腿伸直，并尽量使膝关节伸直，慢慢向上使腿抬离床面，把腿抬高到最大限度后维持 5～10 秒，然后放松还原。一侧腿练习 20～30 次后，转变为另一侧卧位，另一侧腿重复刚才的动作，两腿交替进行锻炼，每天可练习 3～4 组。

6. **向后踢腿。** 俯卧在床上，一侧腿向后面慢慢踢，踢到自己能踢到的最高高度后维持 5～10 秒，然后放松还原。另一侧腿重复刚才的动作，两腿交替进行锻炼。这个动作练习 20～30 次为一组，每天可进行 3～4 组。

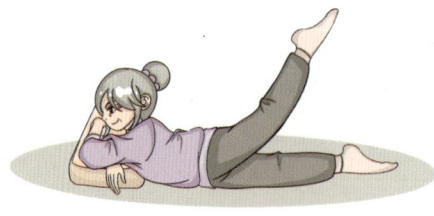
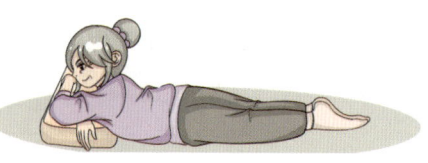

7. **空中踩自行车。**仰卧在床上，背部贴床，两手可以放在身体两侧，然后抬起双侧小腿模拟脚踩自行车的运动，动作要到位，膝盖尽量靠近胸口，踩车的幅度要大。这个动作练习 20 ~ 30 次为一组，每天可进行 3 ~ 4 组。

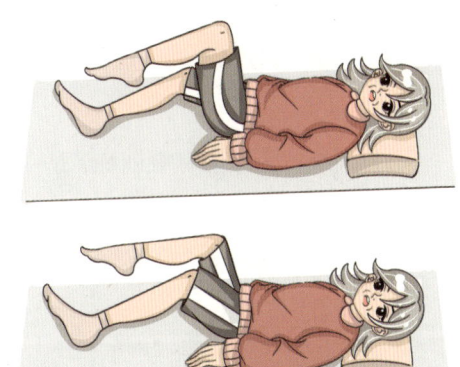

8. **昂首挺胸燕子飞。**俯卧在床上，头、胸尽量前抬，把两腿绷直向后向上抬起，使头、胸和两腿离开床面，双手向后向外舒展，掌心向上，像燕子似的运动。刚开始做的时候，不要追求过大的幅度和强度，可以随着运动的熟练和腰背部肌肉的强化增加运动的强度。每次持续 3 秒钟左右，一般不超过 5 秒，训练量由 5 次到 10 次到 15 次，逐步加强，量力而行，不要一味追求强度，避免对肌肉或腰间盘造成损伤。

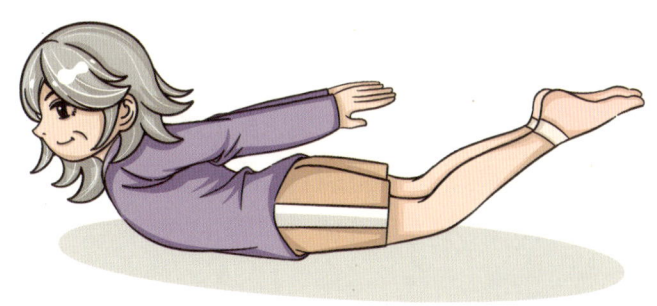

三 耐力训练

耐力训练，又称为有氧训练，是一种通过训练大肌群肌力，以增强呼吸、血管功能和改善新陈代谢的锻炼方式。老年人最常采用的耐力训练有：步行、健身跑、游泳、自行车、太极拳、太极剑，有条件的还可以打高尔夫球等。

（一）步行

步行是简便易行且有效的耐力运动，训练强度较低，几乎适用于所有老年人。美国医学会建议：身体健康的老年人，每天步行 20 ~ 60 分钟，每周 3 ~ 5 次。可以根据老年人的体力和病情等，规定好步行的距离、坡度、速度、中间休息时间和步行时间。

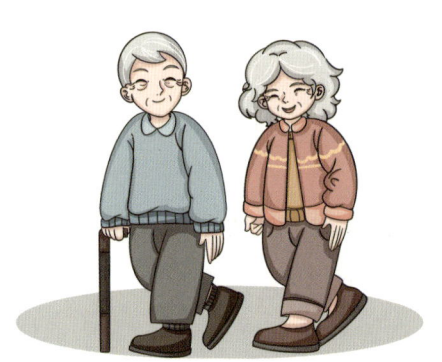

1. 常用的步行方法。

①200 ~ 600 米平路，用 30 ~ 50 米/分的速度行走，走 100 米休息 5 分钟。

②800 ~ 1600 米平路，用 50 ~ 100 米/分的速度行走，路程中和路程结束时各休息 5 分钟。

③2000 米路程，路程中有两段短坡（约 100 米），坡高 5°~ 10°，其余为平路，用 40 ~ 50 米/分的速度行走 1000 米，休息 8 分钟。返路亦用同样的速度走完 1000 米，休息 8 分钟。

2. 注意事项。

①最好在环境优美的小区花园或公园内进行，避免在下雨天、下雪天及路面泥泞湿滑的情况下外出步行。

②老年人在步行时要保持心情愉快、肌肉放松，可以同时配合一些上臂摆动、呼吸操等动作，这样锻炼身体的效果会更佳。

③最好在医生、健身教练的指导下按需调整步行运动方案。

（二）健身跑

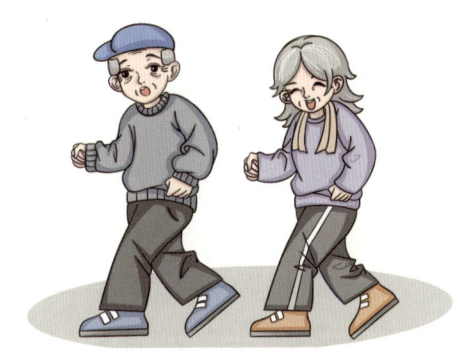

健身跑就是慢跑，不需要特殊的锻炼设备，是一项简单易行且深受老年朋友们喜爱的运动方式。健身跑运动强度大于步行，适用于身体健康并有较好锻炼基础的老年人。

1. 常用的健身跑方法。

①刚开始跑时，速度要慢，距离要短，可从跑 50 ~ 70 米的距离开始，跑与走交替，以走作为休息，跑 50 ~ 70 米后慢走 5 分钟再停下休息。每周跑 2 ~ 3 次。

②1 ~ 2 周后，跑步的距离增加至 120 米，跑 120 米后慢走 5 分钟再停下休息。每周跑 3 ~ 4 次。

③经过 1 ~ 2 个月锻炼后，跑步的距离增加至 500 米，连续跑步的时间控制在 20 分钟内。每周跑 4 ~ 5 次。

2. 注意事项。

老年人进行健身跑要注意监测脉率。测量脉率是衡量运动强度是否适合的最简便的方法。老年人可以自己学会测量桡动脉的脉率，方法是：先数 10 秒钟的脉搏数，乘以 6，就是脉率。60 岁以上老年人的正常脉率是：60 ~ 100 次 / 分，运动状态下脉率可以增加至 130 次 / 分。

①若老年人运动后的脉率在休息 10 分钟后能恢复到运动前状态，说明运动量适宜。

②如果休息 10 分钟后还不能恢复到运动前状态，说明运动量过大，应该降低运动强度。

③在进行健身跑前应进行热身运动，如伸伸手臂、伸伸腿、活动一下腰部和四肢关节等。跑完后也要进行 5 ~ 10 分钟的放松运动，如伸伸手臂、伸伸腿、按摩一下大腿和小腿的肌肉等。

④应根据老年人的身体状况来决定健身跑的速度快慢和距离长短。

⑤最好在环境优美、路面平坦、没有障碍物、人较少的场所内进行，如公园、运动场等，避免在下雨天、下雪天、路面泥泞湿滑的情况下外出跑步。

（三）骑自行车训练

骑自行车，可以使人体的心率在一分钟内达到120次，属于中等强度运动。骑自行车需要一定的技术，适用于身体健康、有较好锻炼基础并且已经掌握骑自行车技巧的老年人。国内外有很多研究表明，自行车运动对预防心血管疾病、增强肌肉力量和身体协调性等都很有好处。

1. 常用的骑自行车训练方法。

①在骑车前应进行热身运动，如伸伸手臂、伸伸腿、活动一下腰部和四肢关节等。

②正确的骑车姿势：头部和背部保持挺直，身体可以微微前倾，但不要耸肩。手臂不要太过弯曲。骑行的时候脚趾不要往下勾，利用前脚掌发力，踩踏的时候双腿自然屈曲。

③慢速骑行：刚开始骑行时，速度要慢，距离要短，可以从骑行1000～1500米开始，慢慢骑行，时间约持续15～20分钟。

④快慢结合的骑行：老年人较好地适应了慢速骑行后，可以采用强度大一点的快慢结合骑行方式。用中速骑行500～1000米，时间控制在10分钟以内，然后逐渐放慢骑行速度，以慢速骑行300米，时间控制在5分钟左右。以慢速骑行作为休息，然后再提高速度骑行，以此进行快慢交替结合的骑行，整个骑行时间约30～40分钟。

⑤中速骑行：老年人较好地适应了快慢结合骑行方式后，可以采用强度更大的中速骑行方式。用中速骑行2000～2500米，骑行时间约为20～30分钟。

⑥每次骑行结束后，进行5～10分钟左右的放松运动，如伸伸手臂、伸伸腿、按摩一下大腿和小腿的肌肉等。

2. 注意事项。

①老年人刚开始骑自行车锻炼时，强度不能过大，以心率保持在120次/分以内为宜。要量力而行，循序渐进，逐步提升锻炼强度，其间如感

觉疲劳，要适时休息。骑车锻炼每周进行 3 ~ 5 次，每次最好不要超过 45 分钟。

②骑行选择在环境优美、路面平坦、没有障碍物、人较少的场所内进行，如公园、运动场等。避免在下雨天、下雪天、路面泥泞湿滑的情况下外出骑行。

③选择一辆坚硬牢固、性能良好的自行车，自行车座的高度应以老年人坐上后双脚脚掌能够着地为宜。有条件的家庭可以购买专用的健身自行车，让老年人在家中进行骑车锻炼，更好地避免跌倒风险。

④刚开始进行骑行锻炼时，应有家人或照顾者陪伴，防止意外受伤。

四 平衡协调性训练

平衡协调性功能是人体通过自我调节，来完成流畅、稳定、准确的运动的一种能力。即使是我们平时看起来很简单的一个动作，也需要多组的神经、肌肉、骨骼来协调完成。动作过程是否流畅、稳定、准确，取决于肌肉在速度、幅度和力量等方面是否密切协调，同时体现神经系统对各组肌肉的控制作用。提高平衡协调能力，能够有效地帮助老年人预防跌倒。

1. 坐位重心转移训练。

找一把坚硬稳固、没有轮子和靠背的椅子。坐在椅子上，双手抓住椅子左右两侧的边缘，双脚分开稍宽于肩部，然后开始进行上半身的左右移动：上半身向右倾斜（幅度不要太大），同时保持两只脚与

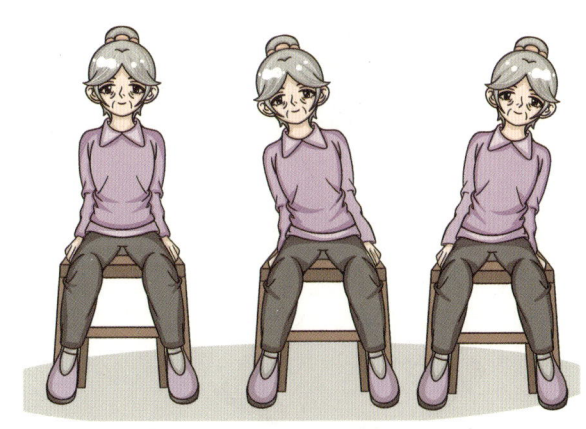

地面接触，保持 5 ~ 10 秒后，上半身移回原位，再向左重复对应动作。这组动作重复练习 10 次。然后进行上半身的前后移动：上半身向前倾斜，同时保持两只脚与地面接触，保持 5 ~ 10 秒后，上半身移回原位，再向后仰重复对应动作。这组动作同样重复 10 次。

2. 侧向行走。保持正常站姿，双手叉腰，两脚略微分开，一只脚向身体一侧迈步，同时保持头部和脚尖向前，当迈出的脚踏实地面后，另一只脚再缓慢跟上。左右反复行走。每次以这种动作行走 200 米，练习 2 ~ 3 次。

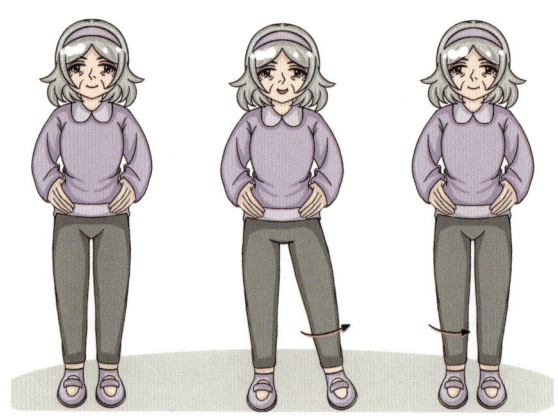

3. 平衡步行走。抬起双手与肩同高，一只脚向前跨出一步，落在另一只脚的正前方，以这种方式跨步沿直线向前走，每次行走 200 米，练习 2 ~ 3 次。

4. 单腿平衡训练。保持正常站姿，两脚分开与肩同宽，脚尖略向外，

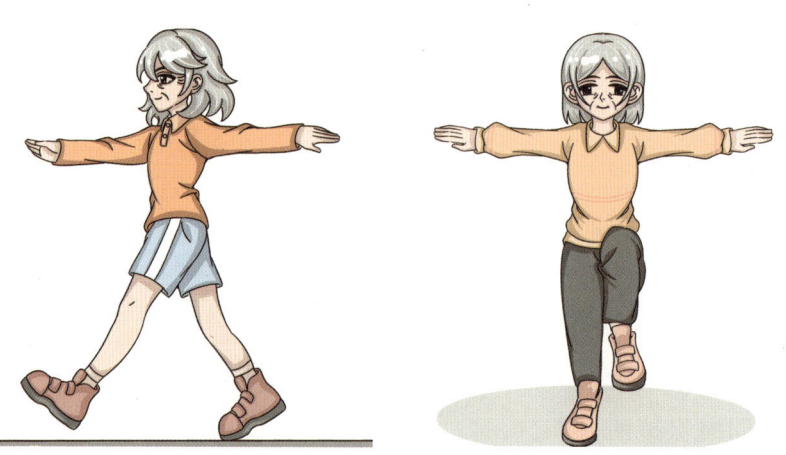

双臂向两侧伸展，保持与肩平行，缓慢抬起一脚，抬起高度约 5 厘米至 10 厘米（初学者可酌情降低高度），抬起后保持 5 秒再缓慢放下，再换另一只脚重复以上动作。两腿交替进行练习。这个动作练习 10 ~ 15 次为一组，练习 2 ~ 3 组。

5. 树式站立。保持正常站姿，腰背挺直，将一侧脚的足底放在对侧的大腿内侧，保持腹部收紧，双手合十成祈祷的姿势，保持 10 ~ 15 秒后，换对侧重复以上动作。这个动作练习 10 ~ 15 次为一组，练习 2 ~ 3 组。

6. 向上抬手。保持正常站姿，腰背挺直，手臂放于身体两侧，从两侧抬起手臂，伸直躯干继续抬起手臂，直至手臂位于头部正上方，向上延展手臂且掌心相对，保持 10 ~ 15 秒，然后掌心朝外从两侧回落至身体两侧。这个动作练习 10 ~ 15 次为一组，练习 2 ~ 3 组。

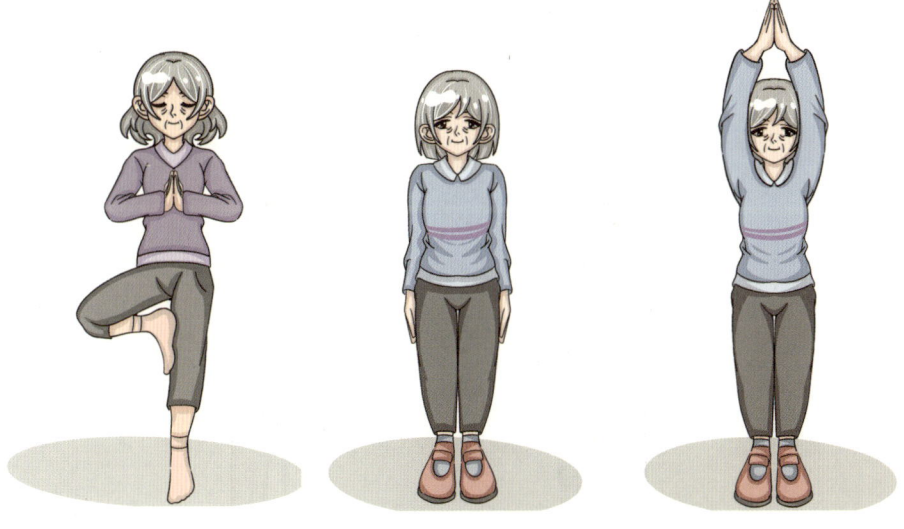

五 灵活柔韧性训练

灵活柔韧性下降，会影响老年人生活质量以及生活自理能力，如下肢柔韧性下降会影响老年人走路步态，肩关节柔韧性受限会影响老年人自主穿衣、梳头等生活日常。柔韧性训练可以锻炼肌肉、韧带的伸展能力，使僵硬的肌肉得到松弛，防止肌肉痉挛，减轻肌肉疲劳，提高身体灵活性和协调性，在意外事故发生时避免和减轻损伤，同时还能延缓肌肉、韧带、皮肤的衰老。

（一）上肢柔韧性训练

1. 肩颈拉伸。保持正常站姿，双脚分开与肩同宽，双臂自然下垂。轻轻向下伸左臂，手指指向地板方向，同时将头向右倾斜，保持 10 ~ 15 秒，回复原位。然后以同样方法轻轻将右臂伸向地面，将头左倾。两侧交替进行练习，这个动作练习 10 ~ 15 次为一组，练习 2 ~ 3 组。

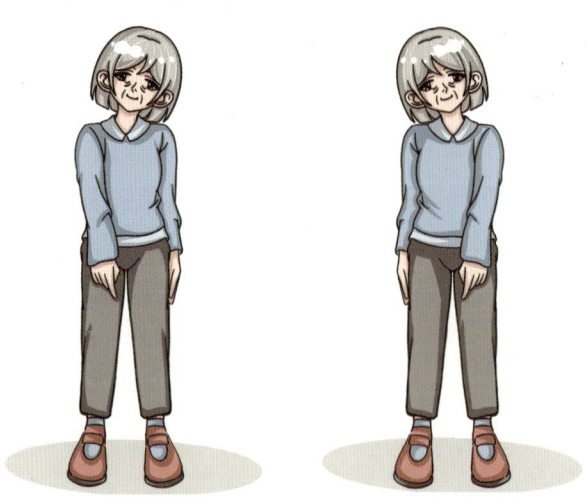

2. 肩部拉伸。

①保持正常站姿，双脚分开与肩同宽，双臂自然下垂。身体距离墙壁一臂远，将双手掌心向外左右搭在一起，两手臂伸直，置高于头的位置，

再向前倾，双手触及墙面后，双肩稍用力向前压，保持这个姿势 10 ~ 15 秒，回复原位。这个动作练习 10 ~ 15 次为一组，练习 2 ~ 3 组。

②保持正常站姿，双脚分开与肩同宽，双臂自然下垂。面向前方，左臂水平伸向右侧，右手套住左臂肘关节，右手轻轻牵拉左臂渐渐向右后方拉伸，保持这个姿势 10 ~ 15 秒，回复原位。然后将右臂伸向左侧，左手套住右臂肘关节，左手轻轻牵拉右臂渐渐向左后方拉伸，保持这个姿势 10 ~ 15 秒，回复原位。两侧交替进行练习，这个动作练习 10 ~ 15 次为一组，练习 2 ~ 3 组。

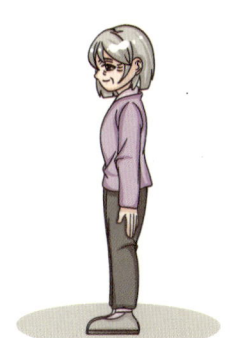 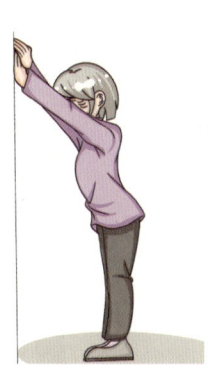 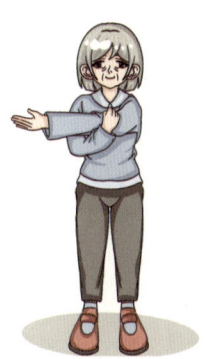 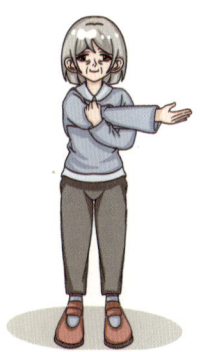

（二）上肢灵活性训练

1. 扶墙训练。靠墙站立，双脚分开与肩同宽，双臂展开与肩同高。弯曲肘部，使指尖指向天花板，触摸身后的墙壁，保持这个姿势 10 ~ 15 秒。然后，手臂慢慢向前转动，保持弯曲在肘部，使指尖指向地板并再次触碰墙壁，保持这个姿势 10 ~ 15 秒。10 ~ 15 次为一组，练习 2 ~ 3 组。

2. 左右拉毛巾训练。保持正常站姿，双脚分开与肩同宽，将

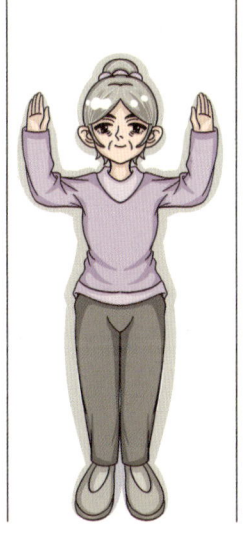 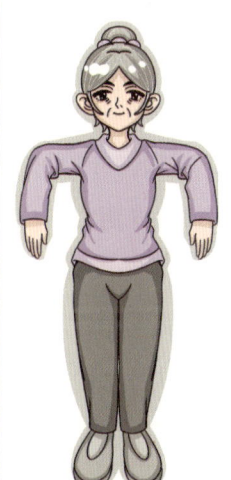

毛巾的一端握在右手中，抬起并弯曲右臂，使毛巾从肩背垂直腰部，右臂保持手握毛巾姿势，左手从下背向上伸手，抓住毛巾的另一端，左手向下拉毛巾，直到感到比较舒服的张力，保持 10 ～ 15 秒。然后放松回复原位，换左侧进行练习。两侧交替进行练习，10 ～ 15 次为一组，练习 2 ～ 3 组。

3. 手臂拉伸。侧对墙壁站立，双脚自然分开与肩同宽，右手手臂外旋，指尖朝下，手掌按在墙上。头与身体向左倾斜，保持这个姿势 10 ～ 15 秒，回复原位，然后换左侧手臂进行练习。两侧交替进行练习，10 ～ 15 次为一组，练习 2 ～ 3 组。

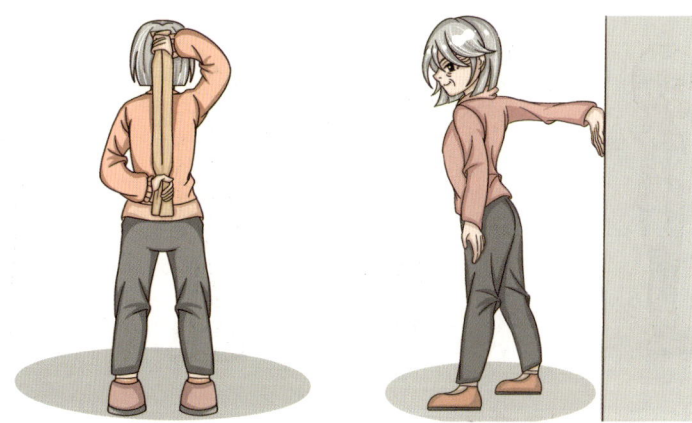

（三）躯干柔韧性训练

1. 胸部拉伸。

①保持正常站姿，双脚分开与肩同宽，双手朝向背后抓握，慢慢将两侧肩胛骨靠拢，直到胸部、肩部和手臂感觉到拉伸的张力为止，保持这个姿势 10 ～ 15 秒，然后放松回复原位。这个动作练习 10 ～ 15 次为一组，练习 2 ～ 3 组。

②坐在椅子上，双手向后抓住椅背，身体前倾，挺胸抬头。将两侧肩胛骨靠拢，直到胸部、肩部和手臂感觉到拉伸的张力为止，保持这个姿势 10 ～ 15 秒，然后放松回复原位。这个动作练习 10 ～ 15 次为一组，练习 2 ～ 3 组。

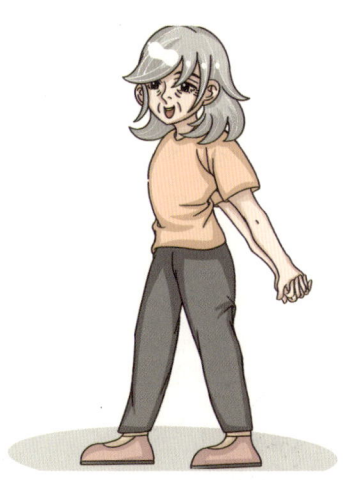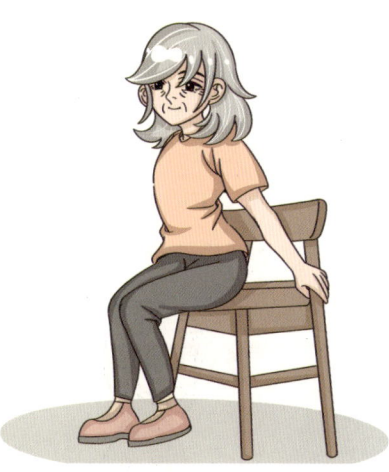

2. 背部拉伸。

①坐在带扶手的坚固椅子前端，保持身体挺直，双脚分开与肩同宽。抬起左手抓住椅背的左侧，慢慢转动腰部，不要移动臀部，把头转向左边。保持这个姿势 10 ~ 15 秒，然后放松回复原位。换另一侧以同样的方法进行练习。这个动作练习 10 ~ 15 次为一组，练习 2 ~ 3 组。

②保持正常站姿，双脚分开与肩同宽，双手十指交叉相扣，掌心对着身体，然后翻掌用手背对着身体向前推出，低头，身体跟着手前推的力量向前弯腰，直到胸部、肩部和手臂感觉到拉伸的张力为止，保持这个姿势 10 ~ 15 秒，然后放松回复原位。这个动作练习 10 ~ 15 次为一组，练习 2 ~ 3 组。

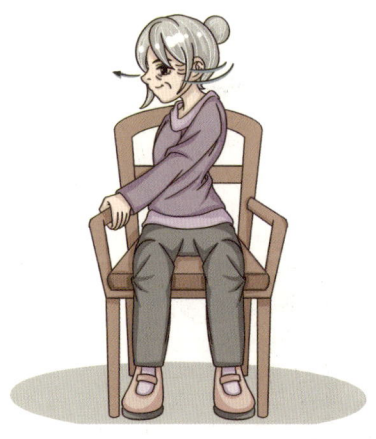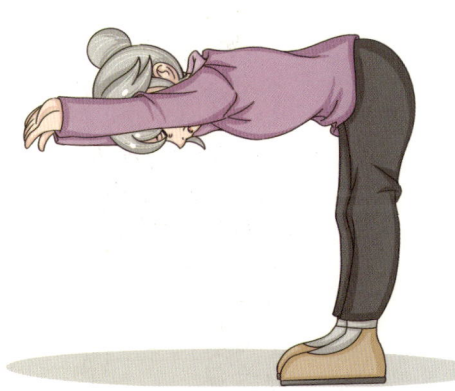

（四）下肢灵活柔韧性训练

1. 髋关节灵活性训练。保持正常站姿，双脚分开与肩同宽，双手叉腰，双腿并拢膝盖微屈，然后尽可能舒适地缓慢外展双膝并下蹲，在整个过程中尽量稳定双肩。下蹲达到最低点后保持这个姿势 10 ～ 15 秒，然后放松回复原位。这个动作练习 10 ～ 15 次为一组，练习 2 ～ 3 组。

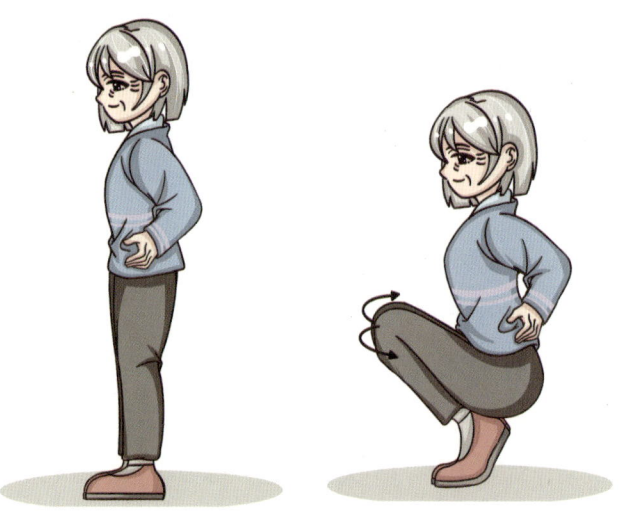

2. 臀部拉伸。坐在椅子上，双脚分开与肩同宽，将左腿与右腿交叠，右踝关节放在左膝盖上。慢慢将身体向前倾，保持这个姿势 10 ～ 15 秒，放松回复原位。然后换另一侧腿以同样方法进行练习。两侧交替练习，10 ～ 15 次为一组，练习 2 ～ 3 组。

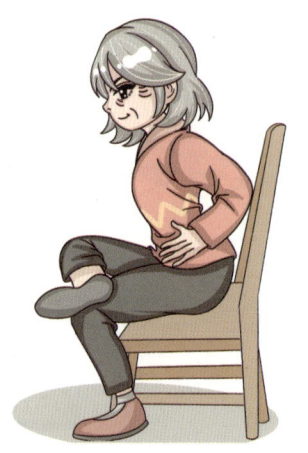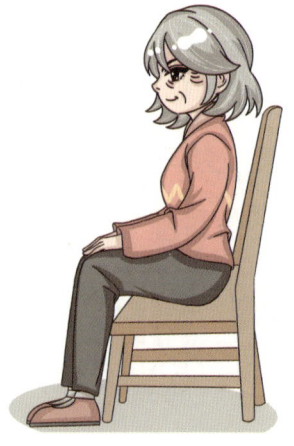

3. **大腿前侧拉伸。**坐在椅子上，双脚分开与肩同宽，勾起左脚，用左手握住左脚脚踝。收紧腹部，左手发力向上拉，髋部前顶，直至左侧大腿前侧有明显牵拉感，保持这个姿势 10 ~ 15 秒，均匀呼吸，不要憋气，放松回复原位。然后换另一侧腿以同样方法进行练习。两侧交替练习，10 ~ 15 次为一组，练习 2 ~ 3 组。

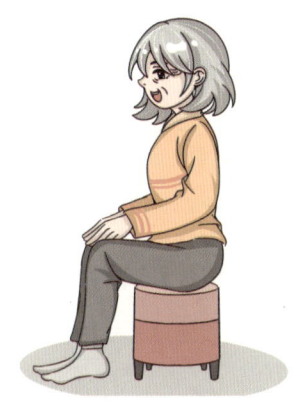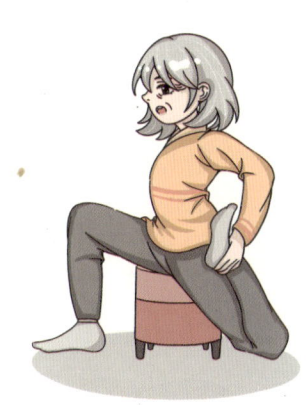

4. **小腿拉伸。**侧向墙壁站立，距离墙一臂远，双脚分开与肩同宽，左脚向前一步，弯曲左腿膝盖，将左手臂抬至肩膀高度，左手撑住墙壁，微微弯曲右膝，直到左侧小腿肌肉感到一个柔和的张力，保持这个姿势 10 ~ 15 秒，放松回复原位。然后换另一侧腿以同样方法进行练习。两侧交替练习，10 ~ 15 次为一组，练习 2 ~ 3 组。

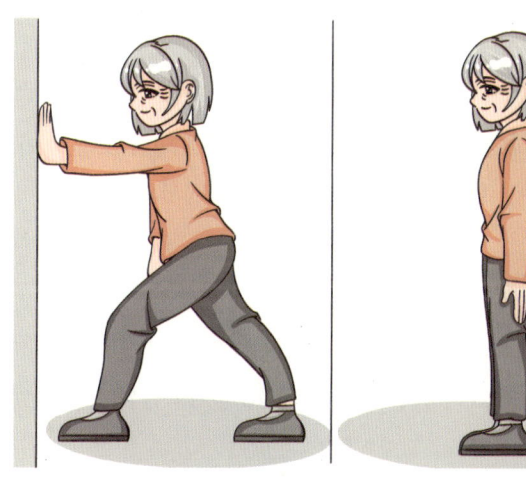

六 心肺功能训练

人体需要依靠氧气为人体带来生命必需的原料。氧气由肺部吸入，故肺部容量大小及活动次数关系着人体的健康。而心脏则负责把氧气透过血液循环系统输送到各个器官及部位，故心脏跳动的强弱会影响人体的血氧情况。重视心肺功能的锻炼，对于老年人的健康有着不可小觑的作用。

（一）缩唇呼吸训练

平躺仰卧在床上或坐在椅子上，用鼻吸气，吸气时间持续 2 ~ 3 秒，稍屏气片刻后再用嘴呼气，呼气时口唇缩成"吹口哨"状来缓慢吹气，呼气时间持续 4 ~ 6 秒，吸气与呼气时间比为 1 ：2。每次练习 15 ~ 30 分钟，每天练习 3 ~ 5 次。

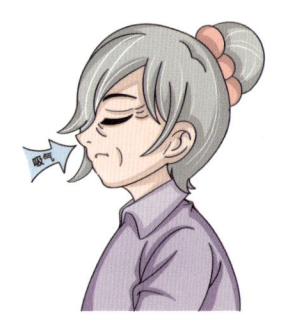 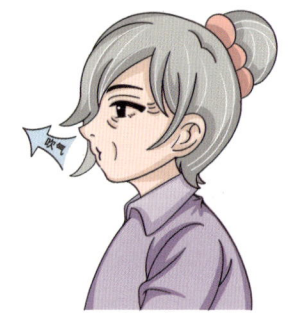

（二）腹式呼吸训练

仰卧在床上，双膝稍微屈曲，双手重叠放置于腹部，平静呼吸。吸气时，感觉手随着腹部鼓起轻轻上抬，呼气时，感觉手随着腹部凹陷逐渐回落。每次练习 15 ~ 30 分钟，每天练习 3 ~ 5 次。

（三）强化腹式呼吸训练

该训练是在腹部放上重量适当的小沙袋，然后用同腹式呼吸训练一样的方法进行训练。强化腹式呼吸，每次练习 10 ~ 15 分钟，每天练习 2 次。

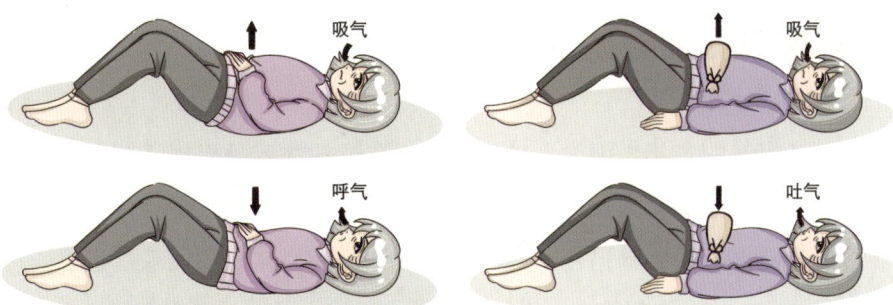

（四）吹气球训练

选择一个大小、厚度、弹性都比较适中的气球。先深吸一口气，然后稍微屏住呼吸，用嘴巴包紧气球口，缓慢地把气体吹入气球，一直到刚才深吸气的气体都被最大量地吹出，吹不动为止。每次练习的时间控制在 3 ~ 4 秒左右，注意要缓慢吹气，不能贪快。每天重复练习 3 ~ 4 次。

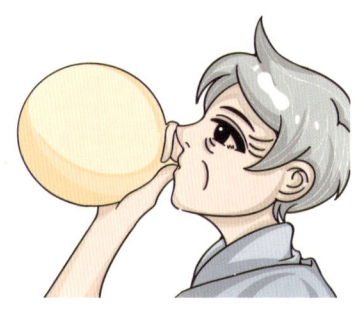

（五）扩胸运动

挺胸收腹，保持腰背挺直，手臂打开时带动胸部打开，屈肘和伸直手臂交替进行。扩胸运动，每次练习 15 ~ 30 分钟，每天练习 3 ~ 5 次。

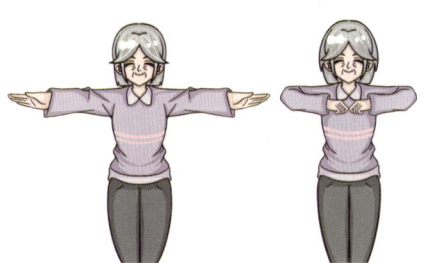

（六）骑自行车

骑自行车可以促进全身血液的流动，使心率加快，刺激心脏收缩力增加。规律地骑车锻炼可以使心肌发达，心肌收缩有力，血管壁的弹性增强。老年人可以根据自身身体条件和生活方式进行骑自行车训练。

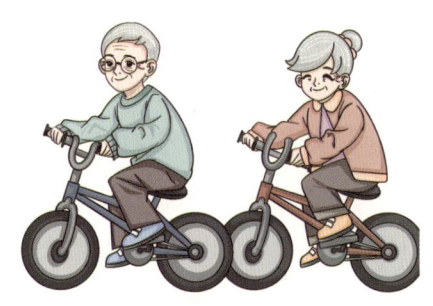

七 认知训练

上了年纪的老年人因为大脑功能的退化，往往容易出现认知问题。良好的认知能力是老年人保护自身安全、保持生活活力的基础。认知训练能够帮助延缓老年人大脑退化，提高大脑的认知能力。认知训练是指将心理学知识与游戏化思维相结合而设计的训练方法，主要针对老年人的注意力、感知力、记忆力、逻辑推理能力、语言能力、认知灵活性等方面进行训练，帮助老年人提升认知水平。

（一）注意力训练

练习让老年人把注意力集中在某个人或某个物品上。可以让老年人只盯住一个物品，保持1～2分钟，而不被周围的其他事物所干扰。或只听某一种声音，方法是从众多声音中抽离出这种声音来让老年人聆听，并询问他

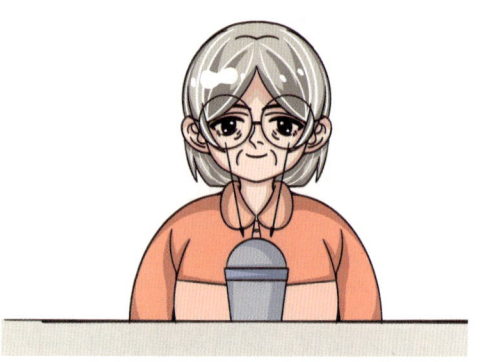

听到了什么声音。让老年人专心感受某一种事物，像太阳、月亮的存在，空气的温度，树的动静等。

（二）感知力训练

可以利用各种感官（包括视觉、听觉、触觉、嗅觉、味觉等）刺激老年人的敏感度和警醒度，增加老年人与生活环境的互动频率。比如，找一些温度、质感不同的物品，让老年人用手或脚去触碰；比如，拿一个装上温水的

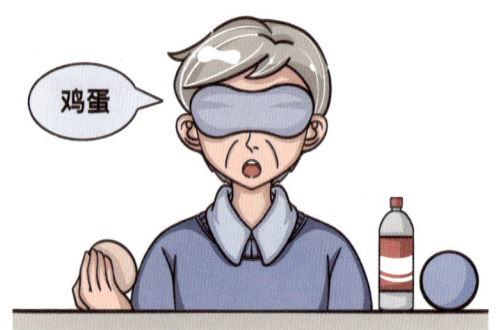

水瓶，让老年人去摸，让他说出这是暖的还是冷的；比如，拿一个表面粗糙的按摩球，让老年人去摸，让他说出这是粗糙的还是光滑的；又比如，用一块布蒙住老年人的眼睛，给他一个鸡蛋，让他通过触摸后说出是什么物体。

（三）记忆力训练

1. 回忆过去。 家人可以陪同老年人一起翻看旧时照片，回忆过去，鼓励他们讲述自己的故事来加深其过往记忆。

2. 数字记忆。 让老年人记住一串数字，比如让他复述电话号码、向他询问今天和明天的日期让其作答等。

3. 事物记忆。 递给老年人一些物品，如笔、眼镜、钥匙等，让他说出物品的名称。

（四）逻辑推理能力训练

1. 给老年人一些印有蔬菜、水果、动物、生活用品的卡片，通过引导老年人对这些物品进行分类，来提升其逻辑推理的能力。

2. 计算训练：优先进行简单的算术运算。可以模拟一些购物场景，让老年人运用计算方法算出购买物品的价格。根据老年人情况选择难度等级，循序渐进。

3. 向老年人提出问题，如外出时要做些什么准备，煮饭时有哪些步骤，让老年人来作答，并引导他记忆正确的流程。

（五）定向力训练

将定向力训练融入日常生活中。选择老年人与之有感情的或感兴趣的时间、地点、人物来对常识性记忆进行训练和强化，可以获得事半功倍的效果。比如说，带老年人到他年轻时工作的地方、年轻时上学的校园或环境优美的花园里，并向老年人提问：你知道这里是哪里吗？你还记得那个办公室在哪吗？你能自己走到左侧的大路上吗？同时引导老年人记忆正确的位置或时间等。

（六）语言能力训练

家人以老年人喜欢的方式进行交谈和互动，以帮助维持老年人的口语和沟通技能。让老年人通过对图表进行命名、图片对话等方式来锻炼表达能力，也可以通过复述、听写、阅读和写日记来锻炼语言理解能力，还可以通过唱歌进一步激活相应的大脑功能。

（七）认知灵活性训练

通过包含多项多类"常识"问题的抢答游戏来锻炼老年人的认知灵活性。可以让老年人运用手部与感应灯互动完成抢答，以此训练反应能力。通过趣味的互动抢答模式，让老年人在游戏中复习常识知识，达到强化记忆的作用。

注意：让老年人主动参与认知训练，并将训练融入日常生活，在快乐的游戏方式中完成认知训练的目标。家人或照顾者要注意鼓励和表扬老年人，保持耐心，给予老年人信心。训练的难度遵循由易到难的原则，逐渐增加认知训练的类型和时间。

八 老年人适宜的运动项目

（一）太极拳

太极拳是中国传统健身运动，其动作舒展柔和，不追求力量的爆发，而要求力量的稳定持续，讲究配合呼吸、意守丹田，能强化肌力并改善人体的整体协调性、平衡性和灵活性，是适合老年人的理想运动方式。

（二）八段锦

八段锦功法是中国传统的健身功法，起源于北宋，有悠久的历史。古人把这套动作比喻为"锦"，意为五颜六色、美而华贵，体现其动作舒展优美、编排精致，并有祛病健身的功效。现代的八段锦在内容与名称上均有所改变，此功法分为八段，每段一个动作，故名为"八段锦"。八段锦的练习无需器械，不受场地局限，简单易学，运动量适中，男女老少均适宜练习。而且，八段锦还有健身益寿、强筋壮骨、滑利关节、行气活血、

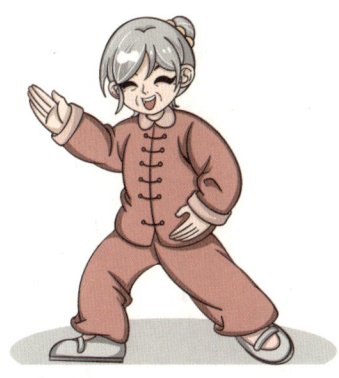
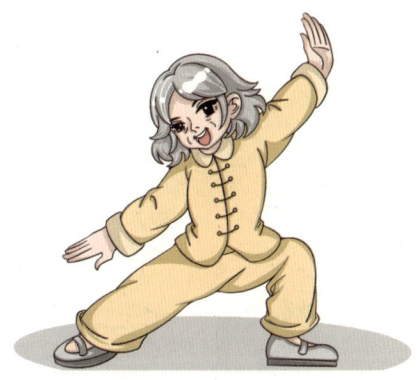

调整五脏六腑的功能，特别适合年老体弱及慢性病患者进行体育锻炼，增强体质。

（三）五禽戏

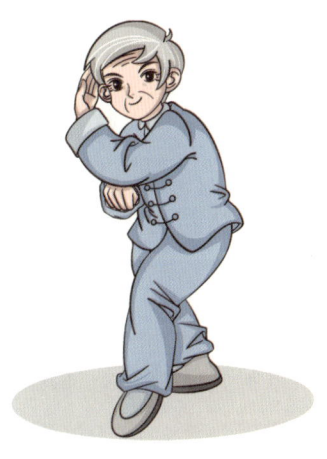

据说五禽戏是由东汉名医华佗模仿虎、鹿、熊、猿、鹤5种动物的动作创编的一套防病、治病、延年益寿的医疗气功。它是一种动静兼备、有刚有柔、刚柔并济、练内练外、内外兼练的仿生功法。2003年中国国家体育总局把重新编排后的五禽戏等健身法作为"健身气功"的内容向全国推广。练好五禽戏具有促进身体新陈代谢、提高心肺功能、增强体质、舒筋活络的作用，是适合老年人进行锻炼的一种保健操。

（四）广场舞蹈

广场舞蹈动作简单易学、节奏欢快，且活动受场地限制不大，老年人们还可以聚在一起聊天，使人心情愉悦，因此深受老年朋友们的喜爱。但是有些广场舞的节奏较快、活动幅度较大，有可能拉伤肌肉、韧带，扭到腰，并不适合于所有老年人。建议老年朋友们选择一些动作轻柔缓和、节奏快慢适宜的舞蹈，没有舞蹈基础的老年朋友们不要进行过于剧烈和大幅度的舞蹈运动。

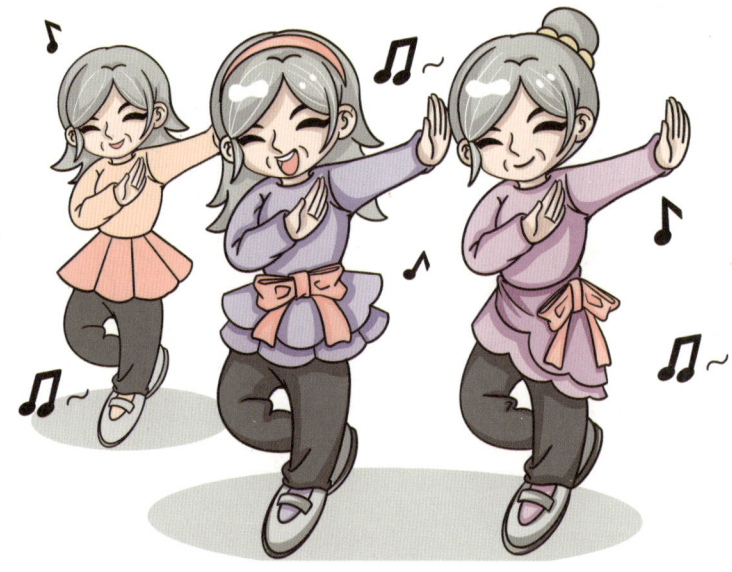

（五）颈椎操

颈椎操是一种颈部保健运动。颈椎操的种类有很多，主要都是通过上下左右，简单轻缓转动头部、颈部的方式，来达到对颈部的局部锻炼。特别是经常久坐、喜欢低头看书、玩手机的人群应该抽空做做颈椎操，能够起到加速颈部血液循环、解除肌肉痉挛、增强颈部韧性的效果。适合有颈肩疼痛或颈肩僵硬的老年人进行锻炼。但是，做颈椎操的时候动作要轻柔，不能用力过猛，如果有头晕、恶心呕吐的情况，不宜进行颈椎操锻炼。

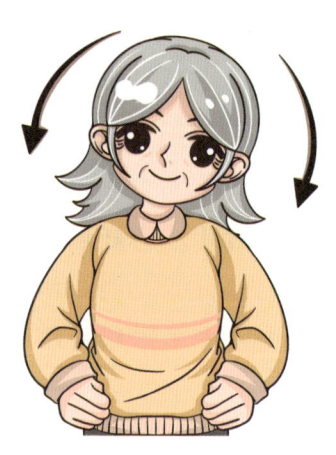

（六）游泳

游泳是一项全身性的有氧运动。游泳时会动用全身的肌肉进行运动，对增强肌肉力量和身体的协调性有很好的帮助。而且，游泳过程中，水的浮力作用可以减轻脊柱和四肢关节的压力，不易引起腰腿痛。另外，游泳还可以加快人体的新陈代谢，增强人体的心肺功能，改善人体免疫力，是适合老年人进行锻炼的体育项目。但是，年龄过大（超过 80 岁）、患严重心肺疾病、患传染病或不会游泳的老年人不适宜进行游泳锻炼。老年人游泳时要注意安全，把握好运动量，并要在教练员或他人的陪同下，在正规的游泳场地进行游泳锻炼。切不可自己独立一人去山塘、海边、水库等地方游泳，以免引发人员伤亡。

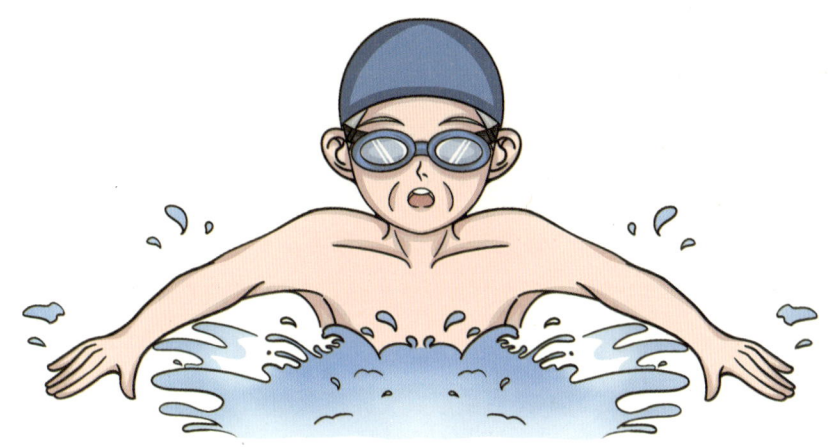

（七）球类运动

球类运动可以很好地锻炼老年人的反应能力、身体灵活性、柔韧性和平衡性，长期锻炼还可以增强肌肉力量。适合老年人锻炼的球类运动有健身球、乒乓球、羽毛球、高尔夫球等，可根据老年人自己的身体情况和爱好进行选择。

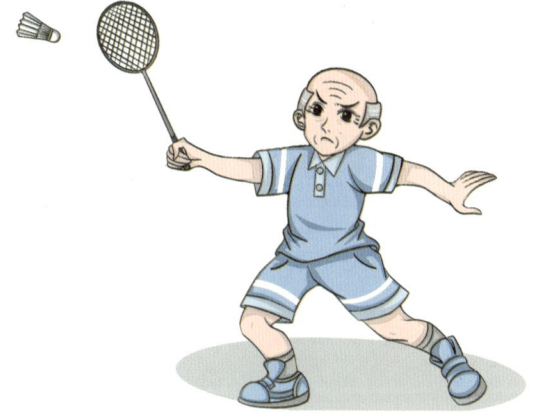

九 老年人运动训练的注意事项

1. 运动锻炼要循序渐进，牵拉肌肉不要过分用力，待被牵拉肌肉、韧带有轻微不适感即可。

2. 进行运动锻炼前先要进行充分的热身，防止运动过程中受伤。热身运动可以是原地踏步加摆臂 3 ~ 5 分钟，也可以是身体的简单拉伸运动，如弓步压腿、压肩和扩胸运动等 3 ~ 5 分钟。运动锻炼后要做放松运动，如伸伸腿、扭扭腰、按摩一下肌肉，有助于放松肌肉，消除疲劳。

3. 如果老年人在运动锻炼时出现下列情况，请马上停止运动：胸部、颈部、腰部有疼痛或压迫感；感到头晕或恶心；直冒冷汗；肌肉抽筋；关节、脚踝和腿部感到急性疼痛；感觉喘不过气；等等。

4. 以下情况不适宜进行运动：一顿大餐后 2 小时内不做剧烈运动；发热和（或）肌肉疼痛时请不要运动；血压高，收缩压大于 200 mmHg 和（或）舒张压大于 100 mmHg，请不要运动；当平静休息时的心率大于 120 次 / 分，请不要运动；当关节（如膝盖、脚踝）有红、热、痛时，请不要运动。

5. 老年人运动锻炼时要选择松紧适宜、长短得当、透气舒适的衣物，应穿合脚的平底运动鞋，选择场所尽量保证地面平整、清洁、无杂物。

6. 运动锻炼强度适宜的反应是运动后心情舒畅、精神愉快、感到轻度疲劳，且食欲有所增加，睡眠质量提高，无持久性气短、胸闷和心悸的感觉。

7. 如果老年人在运动后出现不适，且休息后无法缓解，则应该到医院就诊，检查清楚原因并及时处理，待身体情况好转后再重新开始运动。

第七章

正确体位管理防跌倒

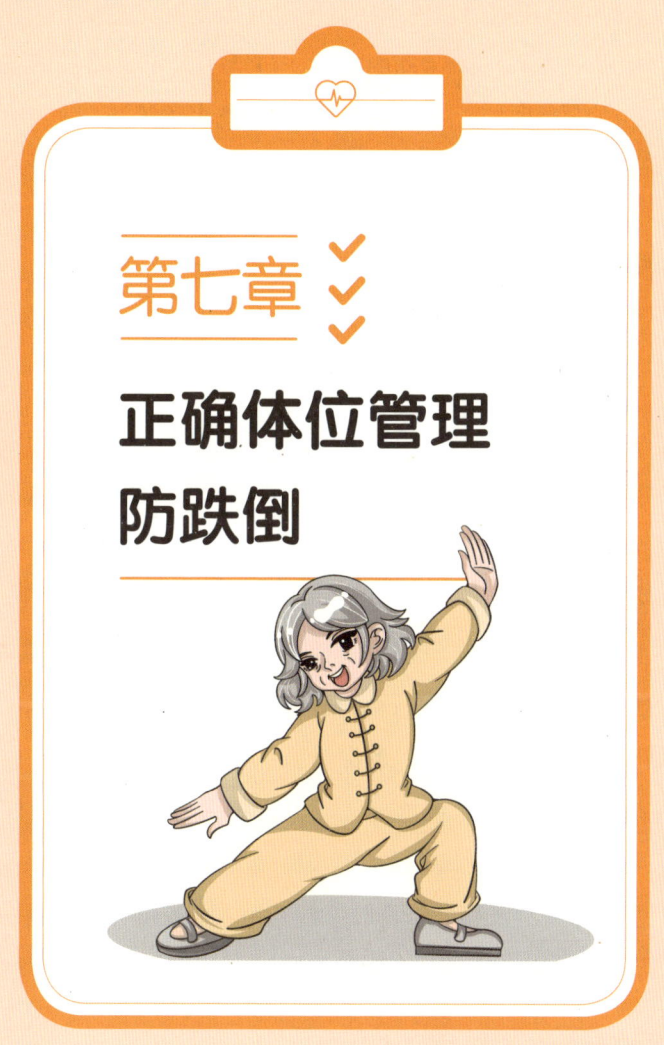

做好老年人的体位管理是预防老年人发生跌倒的重要措施，对于因年老体衰或疾病影响造成的活动能力下降的老年人来说尤为重要。体位管理，简单来说就是对身体和身体活动的管理，包括了老年人的身体姿势、自己或别人协助移动身体的方法、老年人活动的注意事项等。

一 良肢位的摆放方法

（一）案例

陈婆婆中风后左侧肢体偏瘫，活动受限，但是由于家人缺乏医学知识，不懂得怎样照顾偏瘫的病人，因此她的左侧肢位长期处于下垂状态，导致了左侧肩关节脱位、肌肉萎缩，并出现了足下垂，为陈婆婆后续的康复治疗带来了困难。

对于因中风偏瘫或其他疾病引起神经损伤所致瘫痪的老年人，应该进行良肢位的摆放，也就是把不能动的肢体摆放在良好的姿势和位置。这可以预防患侧肢体的痉挛僵硬，尽量保持肢体的功能，为老年人日后重新站立、行走或康复打下基础。偏瘫的老年人，如果肩关节长时间处于下垂的不良体位，会造成肩关节脱位；踝关节没有处于良肢位的老年人，时间久了，会形成足下垂；膝关节没有处于良肢位的老年人，长期伸直，就容易形成关节过伸、关节僵硬。以上情形都会影响患肢功能的恢复，并引起疼痛等症状。

（二）几种常见的良肢位摆放方法

1. 仰卧位。偏瘫侧肩放在枕头上，保持肩前伸，外旋；偏瘫侧上肢放在枕头上，外展20°～40°，肘、腕、指关节尽量伸直，掌心向上；偏瘫侧臀部固定于枕头上；偏瘫侧膝部下方垫一小枕保持患膝稍屈，足尖向上。

2. 患侧卧位。斜侧卧40°～60°，背后用枕头支撑，患侧上肢前伸，使肩部向前，确保肩胛骨内缘平靠于胸壁。上臂前伸以避免肩关节受压和后缩。肘关节伸展，前臂旋后，手指张开，掌心向上。手心不应放置任何东西，否则因抓握反射的影响而易引起手内肌的痉挛。患侧的膝、髋关节屈曲，稍稍被动背屈踝关节，健侧的下肢髋、膝关节屈曲。

3. **健侧卧位。**使健侧在下。患侧上肢下垫一枕头，患肩前屈 90°～100°；肘关节伸展，腕关节、指关节均伸展放于枕上；患腿屈曲向前，置于体前另一较厚软枕上 (厚度为 13 厘米左右)，髋、膝关节自然屈曲，踝中立位。此体位对患侧上肢的屈肌痉挛及下肢的伸肌痉挛具防治作用。

4. **床上半坐位。**髋关节保持屈曲位，背部用枕头垫好，保持躯干伸展，双侧上肢伸展位放在床前桌上，最好臀下放一个坐垫，双膝屈曲 50°～60°，膝下垫一个软枕。

（三）注意事项

1. 定时翻身是减轻长期卧床老年人局部皮肤长时间受压的方法，注意每 2～3 小时帮助老年人转换一下体位，避免同一体位时间过长，使局部皮肤长时间受压而引起压疮。

2. 避免盖过厚过重的被子，以免压住老年人的肢体。

3. 体位的摆放要以老年人舒适为宜。

4. 老年人侧卧位时，要注意使用有一定重量和稳固的枕头为老年人的身体提供支撑，避免老年人从床上坠落。

协助老年人移动的方法

（一）案例

李婆婆中风后右侧肢体偏瘫，没法自己站立起来，由她的老伴负责照顾，老伴没有受过专业的医学培训，也不懂得照顾中风病人的方法，每天都按自己的想法来照顾李婆婆。有一天，老伴想把李婆婆从床上扶起来下地站一下。但是，因为老伴操作的方法不当，没把李婆婆扶稳，重心不稳，然后两个人一起跌倒在地上。

很多老年人因为疾病原因无法自主地转换体位，需要使用一些辅助用具或需要依靠照顾者的协助，使用正确的方法来帮助老年人移动身体和进行活动，可以更省力省时，也能更好地保护好老年人和照顾者。

（二）常用的协助老年人移动的方法

1. 协助卧床的老年人移向床头。 老年人睡得太靠近床尾时，会影响他们下肢的活动，让他们感觉不舒适。将老年人移向床头时，先将枕头竖立在床头，能屈膝的老年人先协助其屈膝。照顾者靠近床侧，两腿左右分开，屈膝，一臂伸入老年人肩下，一臂托住老年人的臀腿部，在抬起老年人的同时，嘱其用双手握住床头栏杆，并指导其用双足抵住床面挺身上移。然后放回枕头，再按老年人需要摇高床头，使老年人卧位舒适。

2. 协助老年人翻身侧卧。 仰卧在床上的老年人需要向一侧翻身时，老年人先将两手放于腹部，主动或在人协助下两腿屈膝。照顾者一只手臂伸入老年人肩部下方，另一只手臂伸入老年人臀腿下，用双臂的力量，将老年人移近床沿，再轻轻地将老年人翻向对侧。

3. 协助老年人床边坐起。 需要帮助老年人从床上坐起时，先协助老年人转向照顾者，让老年人将双下肢垂放在床边，然后用双手抱住老年人肩部并向上托起，上肢力量允许的情况下嘱咐老年人用一侧上肢撑住床面支撑起身体，照顾者与老年人同时用力，将老年人扶起来坐在床边。调整坐姿，保持舒适坐位。

4. **协助老年人下床站立。** 老年人需要下床时，协助老年人转向照顾者，由仰卧位变为侧卧位，老年人双腿微屈，穿好鞋子。照顾者站在老年人床边，前后两腿分开、屈膝，向上托扶住老年人肩膀，上肢肌力允许的情况下，嘱老年人用一侧上肢撑住床面支撑起身体，照顾者与老年人同时用力，使老年人在床边坐起。坐起休息 30 秒，老年人无不适后，使老年人双脚踩于地面，用双腿支撑身体，照顾者扶住老年人两侧肩膀为老年人提供支撑力，协助老年人站起身。

5. **协助老年人上床。** 协助老年人坐回床边后，照顾者一手托扶老年人肩膀，一手放于老年人臀后，让老年人用手支撑床面，缓慢躺回床上。

（三）注意事项

1. 尽量选择身体条件较好、力量较好的人来作为老年人的照顾者。

2. 照顾者在协助老年人移动时一定要量力而行，要根据老年人的身体、意识状态和照顾者自己的力量情况来进行，不要强行移动老年人，否则可能会造成老年人和照顾者同时跌倒受伤的后果。

3. 移动老年人和老年人转换体位时速度不宜过快，以免引起体位性低血压，出现头晕不适等症状。

4. 照顾者对待老年人要保持耐心，不要因为他们动作迟钝而责怪他们。

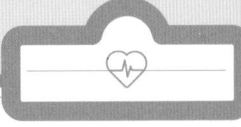

第八章

排查居家出行风险

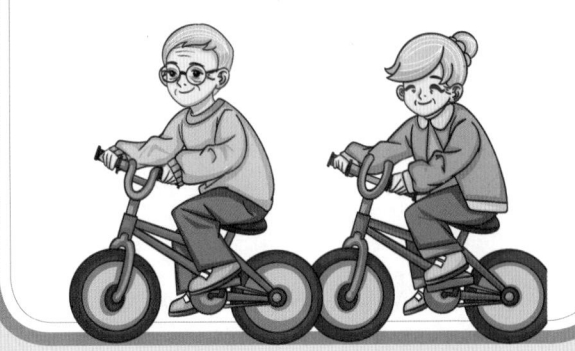

家庭是避风港，是安乐窝。老年人因为社交活动和户外活动的减少以及身体衰老、腿脚不灵便等原因，更多的时间是待在家里。但是最熟悉的家庭环境未必是最安全的地方。老年人意外伤害发生的地点排名第一位的是家中，而跌倒是意外伤害中的第一位，老年人跌倒最常发生在家里的卧室、浴室和卫生间。因此，做好老年人的居家指导，是防止老年人跌倒的重要环节。

一 家庭环境中常见的"陷阱"有哪些

家庭环境中可能隐藏着我们不易发觉的跌倒危险因素，各位老年朋友们可以仔细观察一下自己家里的环境，看看是否存在以下问题，如存在，就采取相应的措施进行整改。

（一）环境湿滑

1.家中洗手间、厕所、浴室、厨房等地方容易出现积水。

2.家中拖地后地面湿滑，或者是地面上有洒落的液体。

3.南方三四月份的回南天天气，屋内湿漉漉，地面打滑。

4.家里的地面铺设的瓷砖过于光滑，洗手间、厕所、浴室、厨房等容易积水打滑的地方没有铺设防滑垫。

5.虽然铺设了防滑垫,但是防滑垫有破损、松散易滑动、边缘翘起等情况。

（二）室内光线

1.居住的房子没有阳光直射，屋内光线很暗，视物模糊不清。

2.居住的房子有阳光直射，但是室内光线过于刺眼。

3.夜间光线昏暗，视物模糊不清。

4. 傍晚或阴雨天气，室内昏暗，老年人因节省用电，延时开灯。

5. 室内灯光闪烁不稳定。

6. 老年人夜间起床上厕所不开灯。

7. 老年人卧室、厕所没有设置地灯、夜灯。

（三）居家设置

1. 家中有过高的门槛。

2. 厕所、浴室没有设置扶手。

3. 没有坐便器或坐便器高度过低。

4. 家具的高度过高或过低。

5. 家里的走道过窄。

（四）绊脚杂物

1. 部分老年人喜欢收集物品堆放在家，家中堆放杂物太多后占据了活动的空间。

2. 不少老年人喜欢养猫狗等宠物，宠物活动不受人的控制，可能绊脚。

3. 家里地面上散落的杂物，如玩具、纸盒等。

如何避开家庭环境中的"陷阱"

（一）居家适老化改造

适老化改造：为了应对人口老龄化的趋势，提高老年人的居家舒适性和安全性，很多城市提出了适老化改造的理念。适老化改造是指主要依据老年人身体状况、养老服务需求、居家环境等情况提出改造方案，重点解决特殊困难家庭中高龄、失能、残疾等行动不便人群居住难问题。现将适老化居家改造的一些要点提供给大家，各位老年朋友和家人们可以根据自身家庭的情况作为参考。

1. 室内防滑。

①室内地板铺设瓷砖时，最好选择有防滑功能的瓷砖，避免选用墙面砖作为地砖铺设。

②在老年人卧室、厕所、浴室、厨房等容易滑倒的地方铺设防滑垫，并定期更换，对于有破损、翘边或松散易滑动的防滑垫应及时丢弃或更换。

③室内拖地后，地面湿滑未干燥时提醒老年人不要下地活动，待地面干燥后再下地活动。地面被液体弄湿时应及时清理，保持地面干燥、清洁。

④南方在回南天时室内环境湿滑，可以在室内开空调抽湿或使用抽湿机，以保持室内环境的干燥舒爽。

⑤在厕所、浴室、厨房等容易积水的区域，应定期清理下水道，保持下水道通畅，避免室内积水。

2. 室内光线。

①老年人居住的房屋应该向阳，充足的阳光有利于老年人的身心健康。另外，充足的光线也能让老年人视野明亮。

②要避免光线太过强烈，刺痛老年人的眼睛。阳光太大时可拉上纱窗，让阳光柔和。

③夜间室内的灯光，应保持光线足够柔和，稳定不闪烁。照明灯坏掉后要及时修理或更换。

④老年人行动不方便，卧室的照明灯开关可以设置为双控，门边和床边各一个，方便老年人睡觉关灯和起夜。

⑤有条件的应在老年人的卧室设置地灯和夜灯，在不影响老年人入睡的同时，方便了老年人起夜时的照明需求。

3. 家具的设计。

①许多老年人在踮脚或弯腰时出现跌倒，所以，家具的样式宜低矮，使老年人不需要踮脚或垫椅子，抬手就能取到所需物品。

②带轮子的、活动性的家具，容易对老年人造成伤害，宜选择固定式家具。

③沙发和椅子的软硬、坐深要适中，并设有扶手和靠背，能够支撑老年人的身体。同时，家具角部要圆润，或使用防撞条包裹家具角部，避免老年人跌倒时磕碰受伤。

④固定家中物品的放置，请全家确定好物品的固定位置，并记住使用之后及时放回原位，确定好固定位置之后再准确地告诉老年人。如果是有视觉障碍的老年人，家人还应引导他们用手触摸物品以确认具体位置。如果改换了物品的摆放位置，一定要告知老年人，避免老年人在翻找东西时发生跌倒。

4. 通道的留取。

①为了方便老年人的行动，家居布置宜简洁大方，尽量保持宽敞的空间。

②家具多靠边、沿四周摆放，留下足够的行动空间。

③在家居设置上可以适当增加收纳的空间，如床下收纳柜、墙上收纳柜等，方便老年人存放物品的同时，也给房屋腾出更多的空间。

④不少老年人生活节俭，用完的瓶罐箱盒不舍得丢弃，家里堆积太多杂物，使家中空间狭窄，不方便行动。所以，应定期整理家中物品，没有用的东西及时丢掉，有用的东西整理好，归类摆放整齐。可以在收纳盒上贴上标识，写明盒内摆放物品的名称，方便老年人取用。

5. 避免障碍物。

①家中地面上零散物品容易绊倒老年人，最常见的是散落的玩具、纸盒、

散乱的电线等，要把地面上的东西收拾整理起来，也不要把报纸杂志这类易滑物品放在地上。

②尽量减少房屋地面各处的高度差，去除房门的门槛，让地面保持平坦无障碍。

③尽量不要让各种电器线、电话线外露，地面上不要放置延长线插座，吸尘器的电线用完就收起来，电线沿墙边行走固定，保持地面平整、无障碍物，让空间既清爽又安全。

④家中的猫、狗、兔等也可能会绊倒老年人。老年人有养宠物的，在自己行动时最好将宠物圈养起来，等自己坐下休息时再把宠物放出来活动，并要随时关注宠物的位置，可以在宠物的脖子上挂个铃铛，方便老年人辨认宠物的方位，避免绊倒。

6. 设置扶手。

随着年事渐高，许多老年人开始行动不便，起身、坐下、弯腰都有困难。设置于墙壁的辅助扶手可以成为他们的好帮手。在走廊、浴室、马桶与洗面盆两侧装设扶手，可为下肢乏力、步态不稳的老年人提供一定的支撑，让他们在活动时更有安全感。

7. 卫生间的设计。

①老年人家中最好安装马桶或坐便器，有条件的可以在马桶上安装自动冲洗设备，可免除老年人回身擦拭的麻烦，对于老年人来说十分实用。

②另外，老年人大多不能久站，因此在浴室放置坐浴椅，或设置沿墙可折叠的座椅，能有效节省老年人体力。

③老年人在家中的跌倒意外多发生在如卫生间这种积水较多的场所，所以在这些地方最好铺设防滑地砖或防滑垫。

8. 安静舒适。

老年人喜欢安静，睡眠时间比较短，所以老年人房里要尽量安静，在椅脚、柜脚适当增加软垫，减少家具在拖动时产生的噪声。

9. 安全急救设施。

①老年人因突发不适、体力不支而出现跌倒的情况时有发生。有条件

的家庭可以在家中安装远程监控设备，并连通到老年人的亲人、儿女手机上。这样老年人独自在家时，家人能随时了解他们的情况，对避免意外跌倒，或及时处理跌倒后的相关事项有一定的作用。

②可以在厕所、浴室或老年人床头安装紧急呼叫按钮，连通到老年人的亲人、儿女手机上，让家人及时了解老年人的情况，及时给予帮助，防止跌倒。

（二）调整日常生活习惯

1. 放慢速度，转身、转头、站起、开房门、接电话、去卫生间等不要着急。

2. 行动能力下降者应主动使用辅助器具。

3. 不站立穿裤，不登高取物。

4. 不进行剧烈运动。

5. 避免走过陡的楼梯或台阶，上下楼梯、如厕时尽可能使用扶手。

6. 走路保持步态平稳，尽量慢走，避免携带沉重物品。

7. 放慢起身、下床的速度，避免睡前饮水过多以致夜间多次起床。

8. 晚上床旁放置小便器。

9. 避免在他人看不到的地方独自活动。

10. 将经常使用的东西放在不需要梯凳就能够很容易拿到的位置，避免登高取物。

11. 起床时要坚持做到"3个30秒"，醒来不要急于起床，应在床上静卧30秒；接着起身坐30秒；然后双下肢下垂床沿坐30秒，之后再下床活动。

12. 不久坐，不长时间刷手机。

13. 老年人洗澡注意事项。

①洗澡时间不宜过长：洗澡时热水会使皮肤表面的血管广泛扩张，皮肤血流量增多，使血液集中体表，导致脑组织血流量相对减少。老年人大多有动脉血管硬化、血管弹性减弱的现象，自身调节血液循环的功能差，洗澡的时间过长会引起大脑、心脏供血不足，出现头晕眼花，严重者可能出现突然晕厥而跌倒。

②饭后不宜立即洗澡：进食后胃肠黏膜充血，血液积聚在胃肠道，使脑部血液量减少。餐后老年人容易疲劳、困倦，如果此时洗澡，更容易诱发脑血管意外。所以建议老年人饭后1小时后再洗澡，并应在洗热水澡前喝一杯温开水。

③不宜空腹洗澡：老年人在空腹特别是饥饿时洗澡，就有可能因为出汗过多，引起血糖及血压降低，出现头晕、心慌、四肢无力等现象，严重者还可能突然跌倒而发生意外。

④家中洗澡不宜锁浴室门：老年人手脚不灵活，行动迟缓，反应慢，在浴室洗澡时容易摔倒或晕厥。锁死浴室的门，发生意外时即使呼叫也难以及时得到救助。

⑤有慢性病的老年人不宜单独洗澡：患高血压、冠心病、血脂异常及颈椎病、糖尿病的老年人，洗澡时容易发生意外，最好由专人陪护洗澡。

⑥老年人穿衣以轻、软、稍宽大、对襟的为宜，裤子宜选用松紧带做裤腰，不可过大、过长，这样既舒服，穿脱也方便。

⑦选择舒适且安全性高的鞋子，尽量选择粘扣固定、透气合脚的鞋，鞋底不仅要轻，还要防滑有弹性，少穿拖鞋和高跟鞋。

三 如何预防坠床

坠床，是指老年人本来躺卧在床上，因不小心或变故而滚倒或跌落到床下地面的情形。躁动的、抽搐的老年人，或意识不清醒、患有阿尔茨海默病的老年人，都很容易出现跌倒坠床。其实，对于跌倒坠床，一定是防大于治，要注意提前预防。

1. 老年人卧床需监护防意外。对于躁动、抽搐或意识不清、不能控制自己身体的老年人，卧床休息时应有家属或保姆等照顾者在旁陪伴，加强观察。

2. 确保老年人所使用的床的安全性。首先床要稳固，如有脚轮，应处于制动状态，床的高矮要适合老年人上下床。家庭条件允许的，应使用配有床栏的床，床的周围有床栏阻挡，能较好地防止老年人从床上坠落。

3. 约束设备防坠床风险。对于有高危坠床风险的老年人，可以使用约束背心或者肩部约束带来预防坠床。

4. 注意夜间安全。有直立性低血压或服用镇静催眠药、降压药的老年人，夜间尽量不去厕所排尿，应在床边备好所需物品和便器。

5. 加强老年人预防坠床的安全教育。通过宣传手册、讲解、个别交谈等方式，对老年人进行宣教和指导，说明采取安全防范措施的必要性和重要性。

6. 采用正确的翻身及下床方法。

①轴线翻身：以左侧翻身为例，右膝屈曲，双手握住左侧床栏，水平用力拉床栏，同时右脚稍用力蹬床面配合身体向左轴线翻身，臀部稍向后移，调整体位以保证舒适。

②钟摆样起床：以左侧下床为例，患者向右侧水平移动，右腿屈曲，轴线翻身至左侧卧位；双腿沿床放下，左手用肘部顶床，右手向下撑床或床挡，双手同时用力撑起上身；坐起后床边休息 30 秒，无头晕、眼花等不适后，由坐位改为站立位，站立片刻后再走动。

③下床三部曲：首先，平躺 30 秒。睡醒后，人体由抑制状态转入兴奋状态需要一个过程，睡醒之后先不着急起身下床，睁大眼睛，看看天花板，

伸伸懒腰平躺 30 秒，让自己完全清醒。然后，坐位 30 秒。慢慢起身，床上静坐 30 秒，此时可以抬抬胳膊、耸耸肩，然后将双脚移至床沿。再然后，站立 30 秒。慢慢起身站立，平静心绪 30 秒。此时如果头脑清醒，反应正常，无不适感觉，就可以开始正常工作和生活了。

7. 跌倒坠床后谨慎处理。对于发生跌倒坠床的老年人，一定要就地检查，不要随意地搬动，以避免造成二次的伤害。有条件的及时为老年人测量生命体征，生命体征主要包括呼吸、血压和脉搏，如有异常，及时拨打医院急救电话求助。

四 室外环境中常见的"陷阱"有哪些

室外环境包括老年人住址周围的共同区域、邻里环境，外出游玩的公园、景点、购物商场，以及公共交通工具内等。室外环境较居家环境更为复杂多变，在室外环境中往往存在许多可能引发老年人跌倒的"陷阱"。

（一）楼梯

1. 楼梯没有扶手或扶手不牢固。

2. 楼梯台阶界线模糊、不醒目。

3. 楼梯台阶平面太窄。

4. 楼梯过陡。

5. 楼梯周围堆放物件，令人注意力分散。

（二）道路

1. 道路泥泞、湿滑、过陡、不平坦，或道路有阻塞。

2. 道路的台阶和人行道缺乏修缮，坑洼不平或有裂缝。

3. 马路交通信号循环周期时间过短。

（三）人文因素

1. 人群拥挤。

2. 人群不按秩序排队。

3. 环境嘈杂混乱。

4. 缺少休息场所。

5. 垃圾乱放，杂物堆砌。

（四）天气因素

1. 天气昏沉，光线不好。

2. 因天气原因使道路上有落叶、积雪、结冰或积水等。

3. 雨雾、雨雪天气，能见度低。

五 老年人安全出行之"七要"

老年人出门在外，离开了家中熟悉的环境，存在的危险因素更多，因此老年人安全出行很重要。提醒各位老年人朋友在出行过程中需要做到"七要"。

1. **"要"增强防跌倒意识。**老年人外出时要注意观察周边环境和公共场所中的跌倒危险因素。比如，注意地面是否湿滑，是否坑洼不平，有无台阶、坡道、障碍物，尽量选择无障碍、不湿滑、光线好的路线。避免走过陡的楼梯、台阶以及地面不平的道路。注意地面是否有水或结冰，雨雪天气尽量减少外出。老年人还可选择合适的拐杖、助行器来帮助自己保持平衡，尤其是上下楼梯时，要抓好扶手，减少跌倒发生。

2. **"要"避免搬运过重物品。**老年人不要提拿或搬运重物，携带过重的物品容易引起老年人身体重心不稳而发生跌倒。通常不建议老年人徒手拿超过 5 千克的物品。超过此重量的建议老年人可使用小推车等工具搬运，或分次搬运，减轻单次搬运的重量。

3. **"要"避免到光线不足的环境。**注意保持照明充足。老年人在天亮前和天黑后尽量减少出行，尤其是喜欢晨练和夜晚散步的老年人，应选择在天足够亮时出行，或到光线充足的场所活动。

4. **"要"避免去人多及湿滑的地方，注意衣服鞋子要合适。**老年人要尽量不去或少去人多的场合，避免因碰撞发生跌倒。老年人的衣服要宽松舒适，鞋子要合适，应该尽量避免穿高跟鞋、拖鞋，鞋底不宜过硬过滑。

5. **"要"避免在他人看不到的地方独自活动。**老年人注意结伴同行，互相照应。许多老年人有良好的运动习惯，但是老年人运动或出行时，最好结伴，这既提高了运动的趣味性，也方便在出现意外时有人施以援手，为急救争取更多的时间。

6. **"要"提倡错峰出行。**建议老年人不要在上下班高峰期挤公交。使用交通工具时一定要慢和稳，应等车辆停稳后再上下车，不要心急、情绪激动。

7. **"要"及时修缮环境设施。**室外环境安全要求公共设施的建设者考虑老年人群的生理特点，尤其是道路的防滑性能要强，要经常修缮，使道路平坦，减少老年人跌倒风险。老年人发现住址周边的公共环境中有需要修缮的，也可以通过向物业管理部门、居委会等反映和提出诉求，提醒相关部门做出整改。

六 老年人外出必备清单

老年人外出活动有利于身心健康，使其更积极开朗阳光地面对生活，从而提高生活质量。但是，外出时可能会遇到各种突发情况，老年人要在外出过程中保护自己，应当在外出前做好充足的准备，尤其是在外出时间较长、离家距离较远，如外出郊游、旅行时，更要带齐必需品再出门。推荐给老年朋友们的外出必备清单如下：

（一）常用药品

出门旅游时，可能会水土不服，出现受风着凉、头疼发热等情况，尤其是老年人身体素质较差、抵抗力低下，容易受环境影响。因此，老年人出门旅游最好准备一些日常药品，以备不时之需。常用的药品有维生素、感冒药、腹泻药、晕车药、止痛片、创可贴、防蚊水、清肠丸等。此外，有高血压、糖尿病、心脏病、喘哮病等慢性疾病的老年人，出行时必须要记得随身携带自己平时服用的药品，旅游过程中要按照医嘱服药。

（二）个人信息的相关证件、卡片

老年人出门在外，要把证明自己身份的有效证件带在身上，若出国旅游，还要带好护照等相关证件。人在旅途随时有突发情况发生，老年人在旅途中晕倒的事情也时常发生。万一落单了，又不幸晕倒，如果随身备有一些写有亲人、同伴联系方式的卡片，路人看到了就能及时联系相关人员，及时施救。

（三）现金和银行卡

老年人外出时经常需要用到现金，但是建议老年朋友们身上不要放太多现金，尤其是老年人体力较差，携带大量现金会引起不法分子的注意，反而容易危害老年人的安全。另外，老年人记性差，有些老年人对金钱的概念薄弱，带太多现金容易出现丢失或者被骗的情况。因此，老年人外出时最好带少量现金及一张银行卡，以备不时之需。现金最好是零钱和整钱搭配，以方便开支。

（四）通信工具

通信工具必不可少。老年人外出时一定要随身带一个手机，万一发生意外跌倒、身体不适时可以打个电话，联系上同伴、家人或医院，及时获得帮助和救援。

（五）衣物

老年人出门在外更要注意保暖，出门旅行要带足衣物，多带些轻便、保暖的衣物，衣物根据天气情况进行增减和替换。老年人旅行时要穿轻便、舒适的衣服，鞋子要柔软、透气、合脚，还要带上雨具，以防天有不测，避免身体因受凉而感冒。

（六）饮用水

老年人在旅游途中出现口渴的状况，需要及时补充水分。出门在外，所处环境复杂多变，不确定因素较多，万一老年人所在的地方恰好没有干净的饮用水，或者饮用了不适合喝的水导致身体不适，该怎么办？与其到时候口渴难忍干着急，不如自己带上一两瓶干净的饮用水，以备不时之需。

七 老年人日常活动的方法

老年人无论体力还是精神上，都比不上年轻人，因此，在平日的活动中，要注意保护自己。一上了年纪，全身肌肉和关节等功能都在减弱，因此要忌"五久"，即久行、久立、久坐、久卧、久视。因为走多伤膝盖，站多不利血液循环，坐多伤颈腰，睡多伤肌肉，看多伤视力。所以，要控制好活动的时间，并注意放慢速度，动作柔和。

1. **避免长时间步行**。有很多老年人认为多走路对身体有好处，就尽量多走路，有些甚至去挑战爬高楼、爬高山。这长期下来会出现膝关节、髋关节、踝关节过度磨损，导致关节疼痛、关节肿胀、行走困难等。建议老年人每天步行 3000 ~ 5000 步比较合适，步行速度不宜过快，步行时要选择平坦的道路，少走台阶，要穿防滑功能好的布鞋或运动鞋。

2. **不要长时间站立**。久站对腿部血液循环很不利，长此以往会造成静脉曲张等疾病。有"三高"的老年人站立久了，可能会出现脑供血不足，容易跌倒或诱发中风。老年人平时持续站立不要超过 30 分钟，站久了注意坐下来休息。晚上睡前泡泡脚，睡觉时可以在下肢垫一个小薄枕，把下肢稍垫高，腘窝最好不要悬空（避免膝关节过伸位），有利于血液回流到心脏，促进全身血液循环，避免下肢血液瘀滞而引发静脉栓塞。

3. **坐 1 小时活动 5 分钟**。久坐会使颈部和腰部长时间处于受力紧绷的状态，导致局部血液循环不良和肌肉疲劳，加速椎间盘退变等，从而诱发头痛、头晕、颈部僵硬、上肢放射痛、腰痛及下肢放射痛等不适。因此，建议老年人每坐 1 小时就要站起来活动 5 分钟，转转头，伸伸腿和腰，活动一下四肢关节，以促进血液循环。

4. **不要长时间躺卧**。老年人皮肤本身血液循环就不好，久卧容易导致受压部位皮肤发红和溃烂。而且，如果老年人经常躺卧，缺乏运动，会使肌肉萎缩、肌肉力量减弱，还会使胃肠蠕动功能降低，引起便秘。所以，建议老年人除了晚上睡眠和午睡时间外，每次卧床的时间不要超过 1 小时，要适时下床活动。如果因病情需要长期卧床，建议每隔两个小时翻一次身，可以在床上进行四肢功能锻炼，增强血液循环。

5. 避免长时间用眼。老年人用眼过度会出现视线模糊、眼睛干涩等症状，从而加重白内障、青光眼、老年性黄斑病变等眼疾。因此，老年人不要长时间用眼，避免长时间读书看报、看电视或玩手机等，连续用眼时间最好不要超过 20 分钟。每 20 分钟要停下来闭目养神或活动一下，眺望一下远处的事物，以放松眼睛，缓解眼疲劳。

6. 动作要尽量放慢。老年人的活动宜慢，不要急匆匆，特别是起床的过程要遵循"3 个 30 秒"法则。醒来后，平躺 30 秒，等完全清醒了再坐起来；坐起来后，停留 30 秒，等坐稳当了再站起来；站起来稳定 30 秒，站稳了，无头晕不适，再开始行走，避免引起体位性低血压。

7. 发挥老年人的潜力。为了发挥老年人的潜力，家人或照顾者不要过多地为其提供帮助，要多鼓励老年人做自己力所能及的事，如刷牙洗脸、穿衣吃饭、散步购物等。

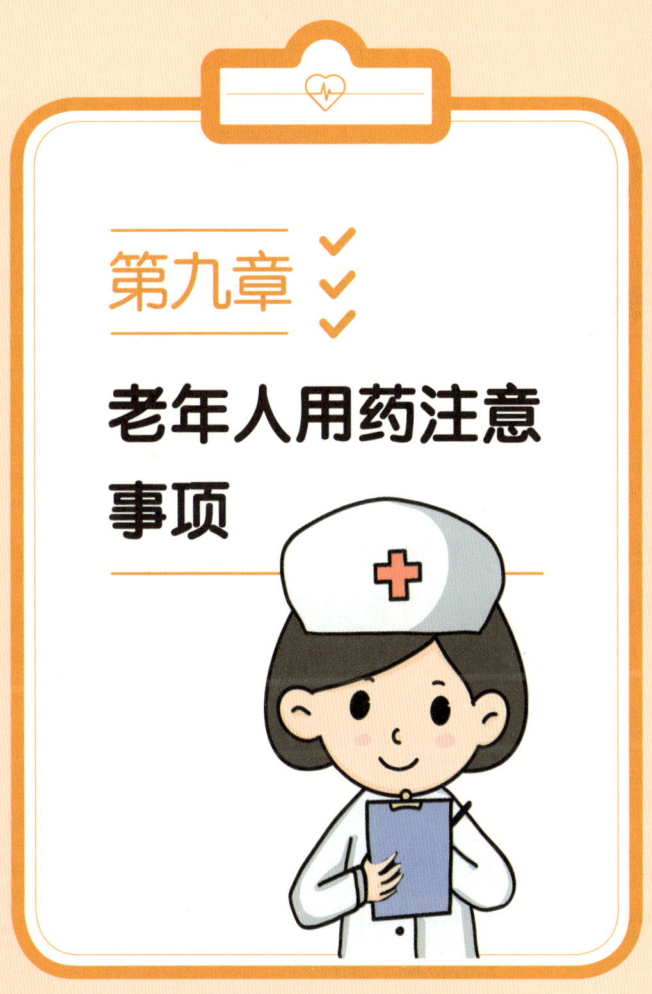

第九章

老年人用药注意事项

　　大多数老年人由于患有基础疾病，需要长期使用某些药物，药物在发挥治疗作用的同时，也带来了跌倒的风险。老年人功能衰退，体内代谢机制减弱，肾脏过滤功能减弱，肝脏解毒功能减退，血浆蛋白水平降低，体液减少，这些因素使某些药物血浆浓度相对升高，药物作用增强或作用时间延长，从而导致蓄积中毒和药物不良反应。老年人用药安全值得重视。

 # 老年人常用药物的不良反应，你知道吗

（一）抗高血压药

　　代表药物有美托洛尔、氨氯地平、硝苯地平、特拉唑嗪等。抗高血压药通过改变血管的收缩与舒张来影响血压变化，易导致体位性低血压，服用抗高血压药治疗的老年人发生体位性低血压的概率比未服药的老年人高2倍。因此，服用抗高血压药时，应警惕眩晕、晕厥、短暂意识丧失等症状，这些会增加跌倒的发生率。

（二）降血糖药

　　代表药物有二甲双胍、格列本脲、格列吡嗪、胰岛素等。降血糖药在治疗糖尿病时，可能会因用药剂量不当、用药后未及时进食等原因引起低血糖反应，出现眩晕、恶心欲呕、出冷汗、全身乏力、晕倒等症状。

（三）镇静药、精神类药物

　　代表药物有氯氮平、安乃近、奋乃静等。此类药物可以引起共济失调，影响人的平衡能力，出现头晕、反应迟缓、眩晕和体位性低血压等不良反应，是引起跌倒的重要危险因素之一。

（四）抗抑郁药及抗癫痫药

抗抑郁的代表药物有氟哌噻吨、美利曲辛、阿米替林等。抗癫痫的代表药物有苯妥英钠、苯巴比妥、苯二氮卓类（地西泮、硝西泮）、丙戊酸钠、卡马西平等。这两类药物的药理作用不同，但是两者均有导致视力模糊、意识混乱的副作用。抗抑郁药还可能引起嗜睡，抗癫痫药还可能引起共济失调，这两种药物被认为是老年人跌倒的重要危险因素。

（五）利尿药、通便药

代表药物有氢氯噻嗪、呋塞米等。利尿药会引起排尿量和排尿次数增加，增加老年人在厕所跌倒的风险。另外，强效利尿药、通便药可使人体在短时间内丢失大量体液和电解质，从而导致血压下降、心肌供血不足和脑缺氧等症状，继而引起嗜睡、乏力、头晕和站立行走不稳而跌倒。

（六）氨基糖苷类抗生素

代表药物有阿米卡星。此类药物会干扰前庭功能，出现头晕、耳鸣、头痛等不适症状，增加跌倒的风险。

（七）阿片类药物

代表药物有可待因、双氢可待因、氢吗啡酮、羟考酮、美沙酮、吗啡、芬太尼等。这类药物能缓解疼痛，但是有使肌肉松弛的副作用，会让患者肌肉乏力、反应动作缓慢，因神经运动功能减弱而发生跌倒。大剂量使用可导致人木僵、昏迷和呼吸抑制。反复使用的话，会有成瘾性。

（八）化疗药物

代表药物有长春新碱、环磷酰胺等。老年人本身身体条件较差，化疗后体质更加虚弱，会因气虚体弱、过度疲劳而发生跌倒。

二 老年人服药常犯的错误，你犯过吗

多数老年人同时患有几种疾病，需要服用几种药物。老年人看着手上颜色性质各异的药物，常常无所适从。老年人服药常犯的错误，你有犯过吗？如果有，请你采纳我们的用药建议。

（一）常见的服药错误

错误1： 忘记服药，漏服药物。

错误2： 服用错误剂量，吃多或吃少了药量。

错误3： 不小心服用或使用含有过敏成分的药物。

错误4： 服药间隔时间安排不合理。

错误5： 自行额外加服药物。

错误6： 服用广告宣传或民间盛传的所谓"神药""特效药"等。

（二）安全用药的建议

1. **遵医嘱服药。** 留意观察药物的疗效、身体反应，服药后有无皮肤瘙痒、红斑、头晕、无力等症状，一旦出现严重反应，立即停药就医。

2. **服药时间。** 需空腹、饭前、饭后、睡前服用的药物，应按要求服用。如安眠药应该睡前服，硝酸甘油片应在心绞痛发作时含在舌头下服用等。注意中药、中成药与西药应隔开半小时服用。

3. **协助服药。** 家属或照顾者应按时按量将药物分次送到老年人手上，协助其服下。对于情绪不稳定或不能自理的老年人，应照顾其服药，避免少服、漏服或重复用药。

4. **服药的用水。** 服用药片或胶囊时，用温开水送服，不能用茶水、糖水或汽水等饮料来代替。服药用的水量应适中，水量过少的话，药物易粘在食管壁上；水量过多会稀释药物浓度，通常用两到三口水服用比较合适。有特殊要求的药物应遵照说明书上的要求服用，如服用磺胺类药物后需多饮水。

5. 注射用药要注意。通常情况下禁止老年人擅自在家注射药物。有特殊用药需求的，如糖尿病患者需要长期在家注射胰岛素的，应在正规的医疗机构向护士学习正确的用药和注射方法，并用遵医嘱的胰岛素剂量进行注射，切不可自行调节药量。

6. 坚持用药还是见好就收。我们应遵循"长期服药不能停，立即停药不能等，缓慢停药不要急"的原则。像高血压者是需要长期服药的，要坚持每天服用抗高血压药，不能随意停服，否则容易反弹。止咳、感冒药、通便药等属于短期服用药物，在服用后症状已经缓解的可以不需要多吃，避免过量服药。需要缓慢减药或停药的药物如抗抑郁药、胃药等，宜慢慢减量，症状没有反弹后再进行停药。

7. 抗生素药不能随便使用。抗生素是一把双刃剑，它药效明显，但对肝、肾功能影响较大，如果在治疗疾病时使用不当，会导致不良反应，甚至使人死亡。因此，抗生素、消炎药等应在医生的指导下用药。

8. 注意药品的标签。购买的药物，外包装盒和说明书要保留，可以放在盒子内，在药盒外贴字条，标明药品名称、用法、用量、药物作用和慎用、禁忌证，还有生产时间、有效期也要注明。外用药品用红色标签或红笔书写，以便区分，防止误用。还可以购买专用的药盒，将每天每次的药物分格配置好，方便老年人服用。

9. 正确存放药品。药品存放地应比较避光、干燥、密封、阴凉，不要放在潮湿、高湿和阳光直射的地方。内用药与外用药不要混合放在一起，以免错用。中药材不宜在冰箱中储存，以免因冰箱内潮湿而发霉。

10. 注意药物有效期。超过有效期的药物不仅失效，还可能产生或增加毒性和副作用。比如，储存一年以上的维生素 C 片不仅药力会减半，而且服用后还可能会导致肾结石。因此，家庭在储备药物时应注意药物是否过期失效。

11. 定期清理药品。家庭药箱要经常清理，淘汰过期、变质药品（药片变色、松散、潮湿、长斑点，胶囊粘连、开裂，丸药有虫蛀、霉变，药水浑浊、沉淀、有絮状物等）。标签不全的药品要及时去掉，更换新药。老年人不能自己清点药箱的，最好由子女、社区护士上门整理。

12. **用药后注意防跌倒。**当使用了增加跌伤危险的药物，如抗高血压药、抗抑郁药、安眠药等，老年人及其家人应注意观察用药后的反应，出现不适应暂时卧床休息，必要时使用助行器等辅助器材，避免跌倒。

13. **药物过敏需警惕。**当老年人服用了某种药物后出现皮肤红疹、瘙痒、视物模糊、头晕头痛、全身不适、呼吸困难等症状时，则很可能出现了药物过敏反应，应立即停服药物并就医治疗，必要时立即进行抢救。老年人发现药物过敏的情况后要注意记住过敏药物的名称，避免再次服用，并在每次就诊或住院治疗时告知医生、护士自身的过敏情况。

14. **遵医嘱用药。**不要轻信广告宣传或民间盛传的所谓"神药""特效药"等，应在医生指导下服用正规药厂生产并通过药监局审批的药物，避免因误食假药出现不适。

第十章

辅助器材使用
注意事项

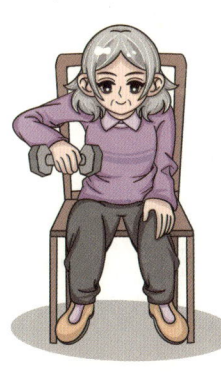
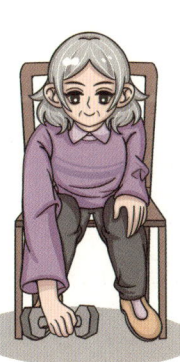

老年人腿脚不灵便，反应较迟钝，行走及活动能力受限，有的老年人甚至会在行走时突然发生眩晕，引起跌倒。使用辅助器材有利于为老年人提供相对稳定的支撑力，方便他们行走、活动，并减少卧床的时间，提高老年人活动的自主性和安全性，减少跌倒的发生或在跌倒时降低身体受伤程度。

老年人常用的辅助器材有行走辅助器材，如拐杖、助行器、轮椅等，还有其他的辅助器材，如眼镜、助听器、移动警报装置、居家监控装置等。这些辅助器材品种繁多，功能各异，选择和使用得当能有效帮助老年人提升生活质量和预防跌倒，但是如果选择和使用不当，反而会增加跌倒和受伤的风险。因此，应当在专业人士的指导下进行辅助器材的选购和使用。

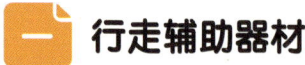 行走辅助器材

（一）手杖

手杖是老年人常用的辅助器材，它可以为老年人站立和行走提供一个力量的支撑点，提高活动的稳定性，而且使用方法较为简单，是不少老年人生活中不可缺少的"另一条腿"。

1. 适用人群。适合于偏瘫、下肢有疾患、乏力或骨科术后需要扶行，而平衡能力尚可，上肢力量和整体控制力较好的老年人。

2. 手杖的选择。应选择质量好、材质轻便、可调整高度、扶手稳固、底端有四个稳固支撑脚并有防滑功能的手杖。

3. 使用方法。

①调节手杖的高度：测量老年人直立时从地面到股骨大转子处，也就是接近我们拴裤腰下一点的位置的高

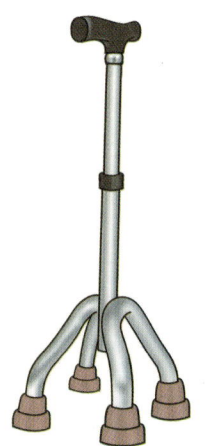

度，将手杖高度调整到与测量的高度一致。调整好高度后，让老年人双手自然垂下，使手杖的手柄与老年人手腕平齐，持手杖的手可以握住手柄即可。

②正确握手杖：放松肩膀，手握手柄时应该微曲约30°，手握手杖置于健肢侧约10厘米处。

③迈步距离：持手杖的手向前平举，手臂向前伸出的距离就是每次迈步的步进距离。

④三点步行法：老年人持手杖，伸出手杖，手杖着地放稳后，先迈患肢向前一步，再迈健肢向前一步，待两足并排站稳后，再重复以上步骤，继续向前步行。

⑤两点步行法：当老年人有一定的平衡能力或是较好地掌握了三点步行法后，可进行两点步行练习。老年人持手杖，手杖和患肢同时伸出，向前一步并同时着地支撑身体，站稳后再迈出健肢向前一步，两足并排站稳后，再重复以上步骤，向前步行。

⑥拄手杖上下楼梯：当患者掌握了手杖的使用方法并有较好的下肢力量和平衡力时，可以持手杖上下楼梯。上楼梯时，握住手杖撑住地面，先向台阶迈上健肢，随后手杖移上台阶，然后患肢跟上，与健肢踏到同一级阶梯上，保持双腿和手杖平行，然后重复以上步骤即可。下楼梯时，先持手杖在下一级阶梯上放稳后，患肢向下走一步，站稳后再用健肢向下走一步，双足并排站稳，再重复以上步骤。

4. 注意事项。

①在使用手杖的过程中，健侧手持手杖，肘关节微屈，双肩保持水平；走路时，手杖与身体保持适当距离，避免过近或过远发生倾倒。

②定期检查手柄固定状态和底部防滑垫是否磨损，发现损坏及时更换。

③建议老年人选择专用的质量良好的手杖，不宜使用手柄雨伞、木棍等代替手杖，以免发生跌倒。

（二）拐杖

拐杖，可以分摊关节承受的身体重量，还能避免突如其来的眩晕造成的站立不稳而跌倒，是老年人增强行走能力和预防跌倒的常用的辅助器材。腋下型拐杖为常用的拐杖类型，根据老年人的身体情况可以选择使用单拐或双拐。

1. 适用人群。患有下肢关节炎，腿脚疼痛、活动不便，年老体弱、行走乏力，下肢术后康复期的患者或老年人。

2. 拐杖的选择。应选择质量好、扶手稳固、高度可以调节、有防滑装置、轻便的腋杖，通常选用铝合金制品的拐杖。

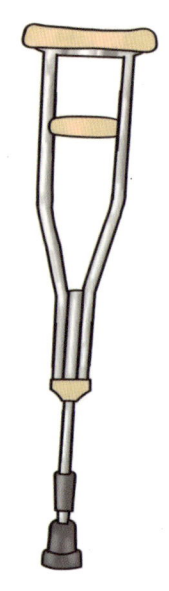

3. 使用方法。

①调节腋拐的高度：老年人直立，将腋拐置于腋下，与腋窝保持 3 ~ 4 厘米（2 ~ 3 横指）距离（避免架拐时体重压于拐杖顶端伤及腋窝内各血管、神经），腋杖底端支脚垫正好在脚旁开 10 厘米处，此时把手的高度应与大转子的位置齐平，手臂自然下垂，扶手高度位于腕横纹（即手掌和前臂交界处）。

②四点步行法：双手持拐站稳；健侧腋杖向前；患肢向前跟进；患肢腋杖向前；健肢向前跟进。重复以上步骤向前行走。

③三点步行法：双手持拐站稳；两侧腋杖同时伸出，双侧腋杖先落地；迈出患肢或不能负重的一侧下肢；迈出对侧下肢。重复以上步骤向前行走。

④两点步行法：双手持拐站稳；一侧腋杖和对侧下肢向前；另一侧腋杖和对侧腿向前。重复以上步骤向前行走。

⑤起身站立：准备站立前，先确定椅子或床是否稳定牢固；健肢屈膝支撑在地面上，身体向前移动到椅子或床的边缘；患肢向前一步，将双拐并拢在一起，用患肢一侧的手握住拐杖手柄，健侧的手扶住椅子扶手或床沿；两手一起支撑用力，同时健肢发力站起，保持站稳。

⑥持拐坐下：身体向后慢慢退，直到健肢碰到椅子或床的边缘，患肢迈前一步；保持重心在健肢上，将双拐并拢在一起；用患肢一侧的手握住腋杖的手柄，健肢一侧的手放在椅子或床沿上；然后弯曲健侧膝盖，慢慢

坐下。坐下过程要慢，始终保持双拐放在椅子的边缘。

⑦拄拐上下楼梯：

上楼梯：双脚位于楼梯台阶的边缘持杖站稳；两手各持一腋杖，同时支撑，将健肢向前跨上一级楼梯；重心保持支撑在健肢上，再移动双拐和患肢上到同一级楼梯。重复以上步骤上楼。

下楼梯：双脚置于台阶边缘持杖站稳；腋杖移下台阶，随后患肢移下台阶；双手支撑稳定后，重心下移，健肢跟下台阶。重复以上步骤下楼。

4. 注意事项。

①老年人使用拐杖时，在开始行走之前，先确保已经站稳，然后再将拐杖分别放置身体两侧。

②使用腋拐时要注意上臂夹紧，以控制好重心，防止身体向外倾斜，保持身体的直立。负重主要是通过把手而不是腋窝，以避免伤及腋窝内臂丛神经。

③如果老年人需要长期使用拐杖，腋拐最好成对使用，长期单支使用，会产生肌力不均，甚至会造成功能性脊柱侧弯及背痛的后遗症。

④使用拐杖者要注意手腕和手要有支撑体重的能力，行走时始终健手持杖，向下用力。

⑤拐杖的着地点要控制在脚掌前的外侧部位。

（三）助行器

助行器是一种使用较为广泛的助步行走器材，由金属杆围成三面，底下有四个脚支撑。它能提供前、左、右三个方向的稳定和保护，更能保持平衡，比拐杖和手杖更加稳固。另外，使用行走辅助器材有利于提醒行驶的车辆主动礼让，增加老年人的安全性。

1. 适用人群。适用于腿脚受伤、步态不稳、腿脚无力、下肢刚做手术、重心不稳、呼吸短促、视力下降、身体衰弱的老年人，或者使用拐杖较为吃力的老年人。

2. 助行器的选择。应选择质量好、材质轻便、可调整高度、扶手稳固的助行器。可以根据老年人的具体情况选择使用脚轮型助行器或无轮型助行器。无轮子的助行器，能提供足够的稳定性，对于站立不稳、保持平衡有困难的老年人来说会更安全。带轮助行器有两轮、三轮和四轮型，助行器在使用过程中轮子和地面的摩擦阻力小，推起来比较方便，适用于下肢功能有障碍、不能够抬起助行架前行的患者。在选择四轮助行器时，助行器需要有刹车，方便在下坡的时候使用，能够随时停车刹车，保证安全的同时又不用担心车子溜走。

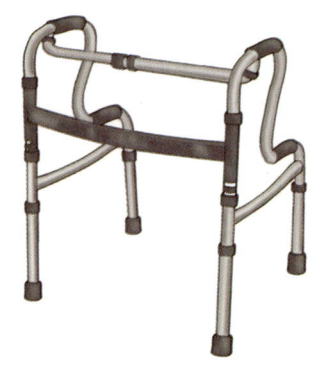

3. 使用方法。

①调节助行器的高度：助行器高度调节为老年人直立时地面到股骨大转子的高度。

②正确握扶助行器：固定好助行器，防止摇晃，并正确摆放助行器于一前臂距离。放松肩膀，两手臂放松放在把手上，肘关节略微弯曲。紧握助行器两边的扶手，保持正立姿势。

③行走：双手握持助行器置于前方，人站立于助行器框中。双手扶持助行器向前移动约一步距离；将助行器四个脚放置地上摆稳；双手支撑握住扶手，患腿向前摆动，重心前移；稳定后移动正常腿向前一步，可适当落在患腿前方；重复这些步骤，向前行走（移动：助行器—患腿—正常腿）。

注意：助行器前移时，要保持背部挺直；不要站离助行器太靠后，要站在中间的框内；如果使用助行器不是因为腿脚损伤，而是维持平衡，可以在保护框内按正常步态行走。

④坐下、起身站立：移步到待坐椅子前，扶住助行器，背对椅子，后移正常腿，使腿后方碰到椅子；患腿稍微向前伸，双手向后扶住椅子扶手，重心后移；慢慢弯曲正常腿，降低身体坐在椅子上。反过来做可以起身站立。注意：不要坐在不稳固或者过低的椅子上。

4. 注意事项。

①行走前检查助行器的脚底衬垫是否老化磨损，发现问题及时更换。

②检查助行器的四个脚是否同样高度，能否放平稳。行走时不要穿拖鞋，尽量穿有牢固保护的鞋子。

③行走时不要把助行器放得太靠前，否则容易摔倒，通常放到自己正常走一步的距离即可。坐下和起身时不要倚靠在助行器上，否则容易使助行器翻倒。

④避免在湿滑的路面上行走，以免跌倒。

⑤初次使用时，老年人应确保掌握正确的使用方法，行走时放慢步伐，家人或照顾者应在旁予以保护。

（四）轮椅

1. 适用人群。脊髓损伤、下肢伤残、颅脑疾病、年老体弱多病的患者或老年人。

2. 轮椅的选择。座椅的宽度上，轮椅座位两侧应各比臀部宽约 2.5 厘米，如果座椅太宽，老年人的活动空间过大，容易因重心不稳而发生跌倒；座椅的深度上，坐好后，膝关节应超过座椅前缘约 5 厘米，有利于老年人站立；扶手高度上，应高于肘关节 2.5 厘米左右。

3. 使用方法。

①轮椅的正确坐姿：臀部应贴近靠背，上身挺直，双腿自然下垂。不正确的坐姿如前倾、后仰、侧歪，都容易增加跌倒风险。老年人使用轮椅，要应用安全保护装置，无论何时，只要轮椅停下，都应将轮椅刹车锁住，将轮椅制动。此外，可以借助轮椅安全带，保持老年人在轮椅上的正确姿势，保证安全。

②轮椅打开和收起：打开轮椅时，双手掌分别放在轮椅的两条横杆上（扶手下方），同时向下用力即可打开。收起时，先将脚踏板

翻起，然后双手握住坐垫边缘两端，同时向上提拉。

③操控轮椅：向前推时，在操纵前先将刹车松开，身体靠后坐下，眼看前方，双手向后伸，稍屈肘，双手紧握轮环的后半部分。推动时，上身前倾，双上肢同时向前推并伸直肘关节，当肘完全伸直后，松开轮环，如此反复进行。对一侧肢体功能正常、另一侧功能障碍（如偏瘫）者，可以利用健侧上下肢同时操纵轮椅。方法如下：先将健侧脚踏板翻起，健足放在地上，健手握住手轮。推动时，健足在地上向前踏步，用健手配合，将轮椅向前移动。上斜坡时，保持上身向前倾，重心前移，其他方法同平地推轮椅。需要注意，如果上坡时轮椅后倾，很容易发生轮椅后翻。

④轮椅转移：以偏瘫患者在床和轮椅间转换为例。上椅时，椅放在健侧，与床呈 30°～45° 夹角，刹住车轮，移开足托。患者健手握住轮椅外侧扶手站起，站稳后以健足为轴缓慢转动身体，使臀部对着椅子缓慢坐下。上床时从健侧靠近床，使轮椅与床之间呈 30°～45° 夹角，刹住车轮，移开足托。健手抓住扶手站起，站稳后，健手向前放在床上，以健足为轴，缓慢转动身体，然后坐下。

4. 注意事项。

①使用轮椅活动时要放慢速度，眼睛看前方。

②无论室内还是室外，尽量选择平坦、干燥的地面。

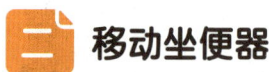
移动坐便器

移动坐便器又称为坐便椅、坐厕椅，它在老年人的生活中扮演了重要的角色。因为老年人身体虚弱，久蹲之后会出现脑缺氧、血压增高等状况，严重时会危及老年人生命，所以有一把实用的坐便器非常必要。

1. 适用人群。年老体弱、行动不便、腿脚疼痛无力而无法使用蹲厕排便的老年人，夜间尿多的老年人，家中卫生间没有设置马桶的老年人。

2. 移动坐便器的选择。目前市面上坐便器主要由钢管、塑料、橡胶几种材质组成，钢管主要用作整体支撑骨架，而塑料和橡胶主要用于便孔、便槽、桶盖以及扶手处。坐便椅有折叠和不折叠两种，可以根据卫生间的大小进行选择。

3. 移动坐便器的类型。

（1）镂空型老年人坐便椅

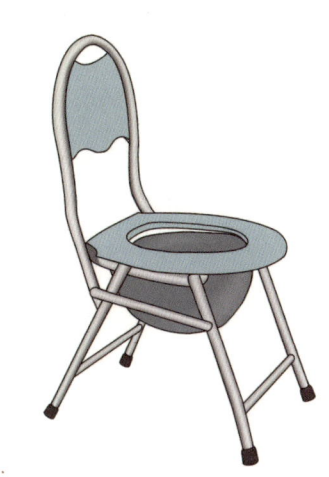

此种坐便椅最常见，也就是把坐椅板中间镂空，其他跟平时的椅子无异。这种椅子比较适合有自理能力但家中无坐厕的老年人。他们可以在想排尿或排便的时候，将坐便椅拿过去，安放在蹲厕上，然后坐在坐便椅上排便，排便后用水冲走排泄物，将坐便椅擦洗干净，收走就可以了。

（2）便盆结合型老年人坐便椅

老年人随着年龄的增大，神经系统逐渐老化，很多老年人每当需要如厕的时候，往往还没走到厕所就将衣裤弄脏了。如果老年人有这种情况，就比较适合使用这种便盆和镂空坐便椅结合型的坐便椅。它可以方便地放在老年人的卧室中，使用之后盖上盖子就行了，不用让老年人为了内急而恐慌，能帮助减少跌倒的发生。在冬季的时候，老年人也不用再担心因为上厕所而着凉。

（3）马桶式老年人坐便椅

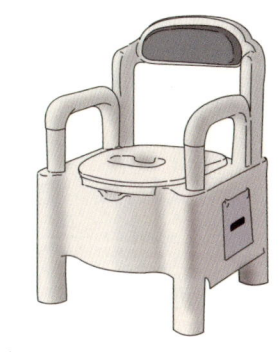

这种坐便椅跟上面说的类型差不多，但是它的功能更完善。完全根据人体工程学设计尺寸，使老年人坐上去之后能够放松，有利于排便通畅。而且三面用结实的钢架框围绕，可以避免老年人因体力不支而摔倒的事情发生。此外，它还有拆卸简单、清洗容易、移动方便等优点。

三 助听器

老年人由于生理功能的衰退，听力系统功能也日趋减弱。部分老年人因听力下降减少与他人交流，性情变得孤僻，甚至诱发阿尔茨海默病，这严重影响了老年人的生活质量。因此，老年人听力下降，需要及时找专业的医生就诊，根据病情需要佩戴助听器。老年人应尽早佩戴助听器能够减缓听力损失程度，维持正常听力活动，避免老年人晚年生活受到影响。

1. 适用人群。听力下降的老年人、听障人士人群。

2. 助听器的选择。建议老年人在专业的医生指导下进行听力测试后，再选择适合自己使用的助听器，助听器应到正规的医疗用品商店进行购买。

3. 使用方法。

①初次使用：应详细阅读助听器的使用说明书，并严格按照助听器的使用说明进行初次使用。

②先做适应性练习：在相对安静的环境中进行适应性训练，听听各种背景声音，试着区分每一种声音，有些声音可能与你以前熟悉的声音不同，你要慢慢学会区分它们。如果你觉得戴助听器累了，可以减小音量或关掉助听器，休息一会，渐渐地，你就能听较长的时间，而且很快就可全天舒适地佩戴助听器。这期间，推荐大家先试听天气预报、新闻联播等语速中等、声音清晰的播音节目，并根据自己的情况将助听器调节到舒适的设置。

③经过一段时间的训练之后，再到声音相对复杂的环境中，如公园、商场进一步训练，这样就可以逐步地适应助听器的佩戴了。第一周在家里及安静的环境佩戴，第一天 2 小时，每天增加 1 小时；第二周，在家里小区环境内佩戴助听器并活动一下；第三周，可以戴助听器到公园活动一下；第四周，戴助听器到商场、街道等公共场合活动一下。

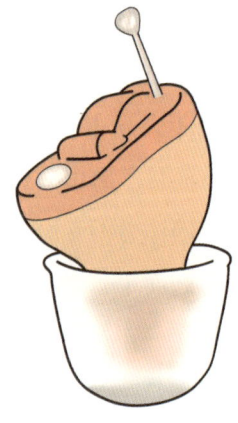

④与一个人交谈：尝试在安静的房中，与另一

个人面对面坐下交谈，能看清对方的表情，距离合适。如果助听器调试正确，你会比以前更好地听见和理解交谈的内容。

4. 注意事项。

①在使用助听器时应逐步增加佩戴时间，注意自己的疲劳程度，不必急于求成。

②控制音量，音量不是越大越好，要以清晰为准。

③定期保养助听器，这是保证助听器正常使用和确保长期使用效果的重要步骤。

④做好老年人的宣教工作：很多老年人不愿意承认自己的听力下降情况，不想佩戴助听器，认为佩戴了助听器会显得自己衰老、没用。其实佩戴助听器就像戴眼镜一样，并不需要有任何不适的心理，要放平心态。

⑤如果老年人比较注意外观形象，可以选择一些自己比较喜欢的外观的助听器。

⑥造成听力下降的原因有很多，要经过专业医生的检查，排除掉耳垢或者是感染等因素造成的听力下降。确认是不可恢复性的听力受损后，再开始考虑选择何种助听器。

四 老花眼镜

40 岁以后，随着人眼的晶状体逐渐纤维硬化，睫状肌逐渐麻痹，使人眼无法有效调节眼球的形状（轴向变化），只能通过调节眼睛与所视物体的距离来看清物体。看近处的物体时必须移远才能看清楚，这时的眼睛状态就称为老花眼。老花镜又称老视镜，是供眼睛老花之人所用的眼镜，可用于中老年人提升视力，满足眼睛老花人群的需要，对提高老年人的生活质量起到了重要作用。毫不夸张地讲，老花镜是许多人步入中老年后的"第二双眼睛"。

一般情况下，初期老花眼主要有两大表现：第一是近距离工作或阅读困难，比如阅读时需要把书本拿远，或者需要在光线强的地方阅读才能看清。第二，是视疲劳，随着眼球调节力的减退，在阅读时几乎要动用眼睛全部的调节力，这样就会导致不能持久用眼，同时因过度调节发生眼胀、头痛等视疲劳症状。出现以上两种现象，就说明眼睛可能开始老花了。眼睛老花后，最有效的办法就是佩戴合适的老花镜进行校正。

1. 适用人群。中老年老花眼人群。

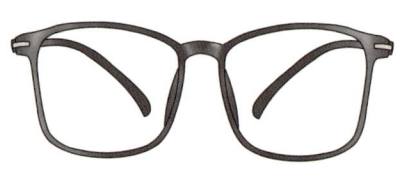

2. 老花镜的选择。市面上的老花镜主要有三种，即单光镜、双光镜和渐进多焦镜。单光镜只能用于看近，看远时需要摘掉眼镜。双光镜是指上半镜片用于看远，下半镜片用于看近，但这种老花镜视物有跳跃现象，外形也不美观。渐进多焦镜可以满足远、中、近不同距离视物需求，对既近视又有老花眼的人初步实现了"多镜一戴"的效果，可以满足远中近不同距离视物需求，外观也好看，现在市面上的普及率逐年上升。

因为每位老年人的老花程度不同，在选择佩戴老花镜时，应该到正规眼镜店进行验光配镜，根据自己的实际情况定制专属的老花镜，不可盲目购买。在镜片的选择上，树脂镜片抗冲击性相对好且重量较轻，但镜片不耐磨耐划；玻璃镜片耐磨耐划，但抗冲击性相对差一些。如果老年人喜欢玩手机或户外活动，在镜片的选择上还可以选用有防蓝光、防紫外线辐射的镜片。镜框以牢固耐用优先，建议选择非金属的或者比较轻质的金属眼镜框，这样可以减轻老花镜的重量，老年人佩戴起来更轻松舒适。

3. 使用方法。

①在初期佩戴时，要遵循先静后动、先室内后室外的原则。先适应看远的范围，两眼平视向正前方看，不要看旁边，适应后再环顾四周，并且同时采取先在室内看电视再到室外活动的方法，以更好适应看室外的景物。

②适应看近的范围。下颚微收，眼睛往下看报纸，看哪个位置把鼻尖对准，哪个位置即可。

③适应看中间视野的范围。两眼平视，通过中间的过渡带，慢慢往下看，

老年人适应后可以佩戴眼镜看电脑、打麻将。

④佩戴眼镜在室内走路，刚开始会有些不习惯，一般过 4 ~ 5 天就会适应。

⑤佩戴眼镜上下楼梯或上下车时要低头，尽量用远用区去看。

⑥佩戴眼镜室外走路，先在平坦的路上走习惯后，再慢慢适应不同的路面。

4. 注意事项。

①摘戴眼镜时要用双手，长期单手摘戴眼镜会致使镜架因受力程度不同而变形。

②剧烈运动时不宜戴眼镜，以免受到碰撞导致眼镜变形。不佩戴时应将眼镜放入镜盒内，以防挤压变形。

③不要戴着眼镜趴在桌子上睡觉，以免造成眼镜变形。

④要用专用眼镜布擦拭眼镜，用专用护理液清洗镜片，避免使用纸巾、手帕或衣服擦拭，以防镜片划伤。

⑤不要把眼镜放置在 50℃ 以上的高温环境中（桑拿、汽车风挡等），以免加速镜片膜层脱落和镜架老化；避免与化学物品（染发剂等）接触，以防镜片和镜架受到腐蚀。

⑥定期做好眼镜的保养和镜架的调校。

⑦不宜长时间地佩戴老花镜，长时间佩戴会引起头晕、视物不清、眼部调节力下降等问题。

⑧要注意渐进多焦老花镜视觉差异。渐进多焦老花镜对于佩戴者的要求更多，需要初戴者具有较强的适应能力。这种眼镜戴与不戴有一定的视觉差异，特别是在上下楼的时候，更是需要老年人多加注意。

5. 养护眼睛的方法。

①注意休息。养眼护目，休息很重要，老年人要避免长时间用眼，当眼睛感觉不适、疲劳时，连续眨眼 10 ~ 20 次，可帮助泪液分泌滋润眼球，上下左右转动眼球，放松眼肌，延缓衰老。闭目养神，眼睛适当休息。保持充足的睡眠。

②不抽烟，多喝水。抽烟会引起眼底微小血管的收缩，对眼球的供血供氧产生不利的影响，加重老年人视力的退化，所以老年人最好戒烟，或尽量减少抽烟的次数。多喝水，补充水分，日常可用枸杞子、龙眼肉、杭菊花、绿茶叶等泡茶喝。因为绿茶、枸杞、菊花、龙眼肉等有较丰富的维生素 A、C，有养肝明目的作用，常饮有利于保护视力。若体质属"寒底"的人，绿茶叶可少放或改喝普洱茶。

③ 按揉光明穴。中医认为，老花眼多由于年老后脏腑气血衰弱，不能滋养眼部所致，而"肝开窍于目"，加强肝经气血流通能有效防治老花眼。肝胆经脉循行经过小腿，其中胆经上的光明穴连通肝胆经络，是治疗老花眼的特效穴位。光明穴在小腿外侧，外踝尖上 5 寸，腓骨前缘。对于眼目痒痛的人，可以搭配按揉风池穴、合谷穴；白内障患者，可以搭配按揉伍睛明、瞳子髎、肝俞、肾俞等穴位。

④"远眺＋近看"放松双眼。"远眺＋近看"的前后调节式锻炼，即每天早上起床后，先看看远处的高楼，然后沿着远处的高楼慢慢往近看。这样能不断改变眼睛晶状体的焦距，使调节它们的睫状体放松而保护视力。

⑤热毛巾敷眼。早上洗脸时，把毛巾浸入热水里，拧得不要过干，折起来趁热盖在额头和双眼部，头稍向上仰，眼睛暂时轻闭，持续约 1 分钟为宜，待温度降低后再洗脸。每天一次，坚持半年，就能取得不错的明目效果。

五 移动警报装置

老年人跌倒后，及时救援很重要。可如果老年人发生意外时，身边没有人怎么办？这时给老年人配置一台跌倒报警器就很有必要。一旦老年人出现摔倒、晕厥等状况，报警器能立即感应并通知照护人员或家人，同时推送定位信息，以便医护人员第一时间到达现场。

1. 适用人群。患有慢性疾病、行动不便、有跌倒受伤风险的老年人，尤其是独居、高龄老年人。

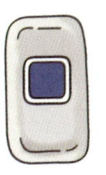
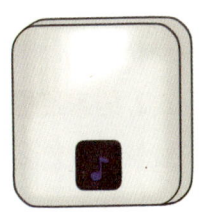

2. 移动警报装置的选择。 应选择反应灵敏，抗干扰强，呼救报警准确可靠，安装、操作简便的应急呼救产品。如移动呼叫电话，在发生突发事件时，老年人可以按下报警按钮，主机会立即发出喇叭声报警，同时自动拨打电话到设定的主人、邻居、小区保安、亲戚或朋友等的手机上通报警情，警报信息包含时间、地点等。有些报警装置还可以自动监测老年人的动作变化，确认老年人发生跌倒后，运用语音方式进行信息发送和电话求救。

3. 使用方法。

①警报装置一般配有绳子，需要将警报装置用绳子系在老年人颈部或口袋里，也可别在腰间。如果老年人发生跌倒或其他突发情况需要求助时，按下报警按钮，报警声会引起周围人、急救人员的注意，提高老年人被找到、被解救的概率。

②警报装置在发出警报声的同时，会自动拨打电话提醒设定的主人、邻居、小区保安、亲戚、朋友等发生警情，为救助老年人争取宝贵的时间。

③老年人在跌倒后等待救援时，为避免发生身体失温，应尽可能找到身体附近的毯子、衣物等包裹身体，减少因躺在地板上时间过长带来的伤害。

六 居家监控装置

陈女士家有90岁高龄的老母亲，老人家生活基本都能自理，但是家里五个子女分散在各地，只偶尔回去照顾老人家。他们兄妹几个不在家的时候总是担心老母亲的安全，担心她在家突然发病或跌倒。为了解决这个问题，陈女士在老母亲家中安装了居家监控。居家监控装置是目前很多家庭都会使用到的器材。

1. 适用人群。患有慢性疾病、行动不便、有跌倒受伤风险的老年人，尤其是独居、高龄老年人。

2. 居家监控装置的选择。目前市面上的居家监控装置种类繁多，功能齐全。建议选择分辨率较高、画面清晰，且具有夜视、移动追踪、声音侦测、声光报警、语音通话等功能的居家监控装置。

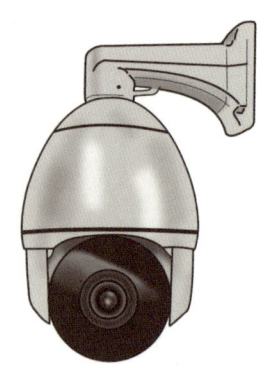

3. 使用方法。

①可在专业人员安装、设置好后使用，或根据设备说明书上的指示安装使用。

②语音通话功能：现在市面上大部分的监控装置都支持语音通话，方便老年人随时和家人进行沟通。老年人可以通过对着监控摄像头说话与家人保持联系，出门在外的子女、亲人通过手机连接的监控摄像头，也可以与家中老年人进行对话。

③移动追踪功能：当监控摄像头在视线范围内看到移动的人时，就会自动旋转，正对着该人运动的方向进行拍摄，捕捉并录制实时的动态信息，并发送弹窗到手机 app。这能起到很好的安全预警作用，也可以更加方便地查看老年人的动态。

④声音侦测功能：当摄像头听到室内有异响时（如玻璃破碎、老年人跌倒、呼救等），监控摄像头也会朝着异响的方向旋转，并发送弹窗到手机 app，这能有效降低安全事故发生的概率。

⑤声光报警功能：当画面内出现异常情况时，摄像头会发出闪光和语音报警声，来震慑入侵者。

随着人口老龄化、人民收入水平不断提高和医疗器械技术的不断进步，在老年人辅助器材上涌现了很多的新科技产品，如跌倒报警装置、行走护航机器人、无障碍电动轮椅、电动助行器等。这些新产品的出现，为提高老年人行走和活动的安全性、预防跌倒以及提升老年人的生活质量等方面提供了更多的选择和可能。

第十一章

老年人跌倒后的应急处理

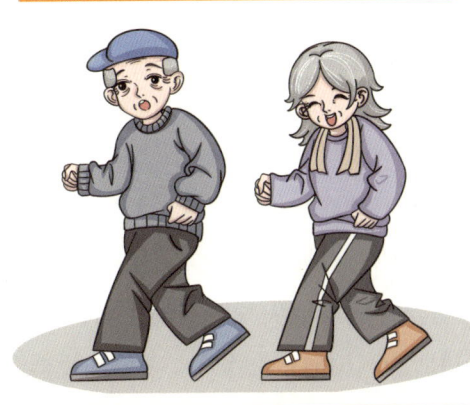

经过采取一系列的防跌倒措施，可以降低老年人跌倒发生的风险。但是，老年人特殊的身体条件和生活中不可预料的意外情况，使得老年人跌倒只能预防，不可能杜绝。因此，我们在学习如何防跌倒的同时，也要学会万一老年人跌倒了，我们应该怎么做。

一 老年人独自在家跌倒了怎么办

家中是老年人发生跌倒最多的地方。如果老年人自己一个人在家发生跌倒，应该怎么做才能最大程度保障自身的安全，并尽快得到救助呢？

1. 如果老年人不慎跌倒，应尽量用手保护头、颈等脆弱部位，或者紧抓周围稳固的物体，如沙发、床架等。如果跌倒时身体向后仰，则要尽量内收下巴、头往前伸，以免头部受到重伤。

2. 老年人发生跌倒后，不要慌张，要保持冷静。先观察和感受一下自己身体有没有受伤，然后慢慢地活动一下身体各个部位，感知一下自己的肢体活动自由度，并看看身体有无疼痛出血，评估一下自己还能不能站起来。

3. 若觉得身体状态不错，准备站起来，要先看看周围的环境有没有危险因素存在，比如看看地上有无杂物，如果是打翻了玻璃器物等，还要注意看看周围有无玻璃碎片或其他尖锐锋利的东西，有的话，先不着急尝试站起来，而是用身边所能利用的工具将这些杂物和锐器清理开。

4. 如果身体没有受伤或者受伤较轻，周围环境也安全，可以尝试自己慢慢站起来。起身的方法如下：

（1）如果跌倒后是背部着地，先躺着休息片刻，等体力恢复充足后，转侧身，然后尽力翻转身体，使自己变为俯卧位。

（2）双手支撑地面，慢慢地用胳膊和腿把自己撑起来。

（3）如果附近有坚固稳定的东西或家具，挪动身体靠近它，将双手放在其上借力支撑，慢慢地将膝盖抬起，使自己处于微蹲的姿势。

（4）双腿及双手一起逐渐用力把自己的身体支撑起来，尽力站起来后，如果有头晕情况，应保持坐位，直到无头晕情况，再缓慢起身。

5. 休息片刻，恢复体力后，拨打电话给家人或朋友，告知他们自己发生跌倒的事，并在家人或朋友陪同下到医院进行检查，避免延误诊治。

二 老年人跌倒后无法自己起身怎么办

1. 如果老年人跌倒后感觉到明显疼痛、恶心或头晕，发现自己不能站起或者受伤较重，如发生骨折时，不要强行起来，防止二次跌倒或加重损伤。应尽可能使用紧急呼叫器、拨打电话等方式寻求他人帮助。如果伤情严重，应立即拨打120急救电话，寻求医院急救。

2. 如果身边没有电话和呼叫器，应尝试制造声音，如通过大声呼救、敲打房门家具、按门铃等方式引起邻居或他人的注意，请求他人的帮助。

3. 老年人跌倒在地后，应尽量使自己平躺，并弯曲双腿，挪动臀部到放有毯子或垫子的椅子或床边，保持较舒适的体位，并盖好毯子，保持体温，等待救援。

三 老年人在室外跌倒后怎么办

室外环境较为复杂，危险因素多变，老年人在室外跌倒后应尽量保护自己的安全：

1. 老年人在室外跌倒后如果没有受伤或受伤轻微的，应及时将自己的身体挪动到安全的区域中，休息片刻，待体力恢复或无不适后，再缓慢站起来。

2. 寻找坚固的可支撑物，再借力缓慢站起。

3. 如果跌倒后损伤较重，无法自行站起，应待在原地休息，尽量保持原有的体位，不要强行尝试站立或爬行，以免加重损伤。同时应发出求救呼声，以寻求附近的路人帮助，或自行拨打家人电话。受伤严重的，应马上拨打 120 急救电话。

四 遇到老年人跌倒了，应该怎么办

家里有老年人突然跌倒了，这时候家人千万不要慌张，应该冷静面对。

（一）家中老年人跌倒后的"三个不"

1. **不要慌张**。遇到老年人跌倒后，不要慌张，不要大呼小叫，这样会加重老年人的恐惧感和心理负担，应该保持冷静，沉着面对。

2. **不要着急扶起**。老年人跌倒后，不要着急把他扶起来，应先观察和评估他的受伤情况，以防强行扶起老年人加重损伤。如果老年人有脑血管疾病，跌倒后马上去扶，可能会加重脑出血或脑缺氧；若老年人跌倒后脊柱或四肢骨折，强行扶起可能加重脊髓神经的损伤或加重骨折部位的错位，造成二次伤害；如果跌倒时老年人碰到头部，盲目扶持可能危及生命；对意识昏迷的老年人强行扶起，可能会因舌后坠或呕吐物堵塞呼吸道等引起窒息。

3. **不要用力摇晃**。老年人跌倒后出现意识不清、昏迷等情况时，在没有明确受伤的情况和程度下，不要去摇晃老年人的身体，以防引起二次损伤，可以通过大声呼唤老年人的名字来尝试叫醒他。

（二）家中老年人跌倒后的"五个及时"

1. **及时判断意识情况**。可以通过呼唤老年人的名字，看他能否对答，并向他提出一些简单的问题，看他能否回答正确，通过这些判断老年人的意识是否清醒、认知是否清晰。老年人跌倒后意识不清醒的情况有：

（1）晕厥：指老年人突然发生的短暂的意识丧失，持续时间在数秒至1分钟，发作前常有明显诱因，发作后很快恢复且无后遗症状。

（2）猝死：指平时"健康"或病情稳定的老年人突然出现心跳和呼吸停止、意识丧失、大动脉搏动消失并发生跌倒，常见于患有心脏病的老年人。

（3）昏迷：因为颅脑疾病、颅脑外伤或低血糖等原因引起意识丧失，对外界的呼喊、刺激不能作出反应。

2. 及时评估受伤情况。

老年人跌倒后意识不清的，请进行以下步骤。

（1）保持环境安全、通风。如老年人跌倒后意识不清，应让老年人原地平躺或平移到周围环境安全的地方，保持空气流通，并盖上衣物保暖，立即拨打120急救电话。

（2）老年人跌倒后意识不清伴有呕吐时，应将其头部偏向一侧，并清理口、鼻腔呕吐物，保证呼吸道通畅。

（3）有抽搐者，应移至平整质软的地面或身体下垫软物，防止碰、擦伤，必要时牙间垫硬物，防止舌咬伤，不要硬掰抽搐的肢体，以防止肌肉、骨骼损伤。

（4）对发生晕厥的老年人，可以按压人中。因低血糖发生晕厥的，可以用适量葡萄糖加温开水冲泡，待老年人醒来后给予饮用。

（5）如呼吸、心跳停止，应立即采取胸外心脏按压、口对口人工呼吸等急救措施。

老年人跌倒后意识清醒的，请进行以下步骤。

（1）询问老年人刚才发生跌倒的情况，判断其对跌倒过程是否有记忆。如不能记起跌倒过程，还出现头痛、口角歪斜、言语不利、肢体乏力等情况，老年人可能发生了脑血管意外，应让其在原地躺下，勿擅自搬运，并立即拨打急救电话。

（2）对于有心脏病的老年人，应询问老年人胸前是否有压迫感、绞痛感，如果有，且在休息过后胸前不适感没得到缓解，则可能是心绞痛发作。

（3）询问老年人有无感觉哪里不舒服，有条件者可以给老年人测量一下血压、脉搏、血糖等，检查老年人身体有无疼痛、红肿、皮肤紫绀等情况。

（4）简单检查一下老年人的四肢活动情况，并结合老年人跌倒在地时的着力点来判断老年人有无骨折。骨折的症状：在活动老年人肢体时会出现剧烈的疼痛，此时，老年人会拒绝别人去触碰他的肢体，并且肢体无法完成正常活动，伴随局部畸形、肿胀等情况。检查老年人有无颈部、腰背部疼痛及大小便失禁等可能是脊柱损害引发的情况。

跌倒在地或者摔落在地，因为着力点不同、受伤位置不同，可出现不一样的受伤表现。跌倒后常见的骨折有：

①手腕骨折：手掌撑地，手腕处肿胀、疼痛。

②前臂骨折：前臂不能抬起，不能提举重物。

③股骨颈骨折：臀部着地疼痛，站不起来，大腿根部剧痛。

④骶骨骨折：臀部着地疼痛，可以站起，坐下时骶尾部疼痛。

⑤髌骨骨折：膝关节跌伤。

⑥颈椎骨折：头颈部着地，颈部剧痛，活动受限，甚至出现四肢乏力、活动障碍、肢体麻木感。

⑦胸腰椎骨折：背部着地，胸、腰、背部剧痛，活动受限，转身困难，不能或难以站起。

⑧肋骨骨折：向前跌仆，胸部着地，胸肋部剧痛，呼吸、咳嗽时疼痛更为明显，严重时会出现呼吸困难。

3. 及时进行现场急救。

（1）心脑血管患者的现场处理：对于怀疑发生脑血管意外、颅脑外伤，或突发心绞痛、心梗的老年人，应该协助其原地坐下或平躺下休息，不要强行移动，以免增加心肌的耗氧量，进一步加大心脏负担。正确做法：保持空气流通，帮助其服用应急药物，如心绞痛者舌下含服硝酸甘油片，并拨打急救电话请求帮助。有条件的可以给予氧气吸入，以改善老人血氧情况。

（2）骨折的现场处理：对于怀疑骨折或脊柱损伤的老年人，一律按骨折处理，不要随便搬运。尤其是怀疑颈椎、腰椎等脊柱损伤的，强行搬运可能会加重伤情，引起瘫痪、窒息等严重后果。应让老年人原地休息，保持平静，注意保暖。家人可以在医护人员到达现场前进行简单的止血、包扎处理。脊柱骨折时，叮嘱老年人不能坐起，不要扭动自己的身体。对于开放性骨折，不可将外露的断骨送回伤口内，并严禁采用水冲、涂药等措施，需保持伤口清洁，避免污染和损伤血管神经。医护人员到场后，对骨折部位进行固定、制动，并平抬移于硬板床上，再立即送院救治。入院后进行 X 线等相应检查，明确有无骨折、骨折的部位及程度。

（3）急性扭伤的现场处理：急性扭伤后会出现局部疼痛、红肿、皮肤紫绀、关节不能转动的情况，应停止受伤部位活动，用冰袋冷敷10～20分钟，或用云南白药喷雾剂缓解疼痛。2天后可做热敷或按摩、局部贴药膏等处理。腰部扭伤者应睡硬板床，怀疑有椎间盘突出的，应及时去医院检查治疗。

4. 及时协助老年人转送医院。

医护人员到场，进行固定伤肢或脊柱后，再进行搬运。搬运时注意保护受伤部位，如果是怀疑脊柱骨折的，应使用三人搬运法，保持脊柱平直，不能扭曲，防止二次损伤。家人带上老年人的病历资料，与医护人员一起将老年人送到医院，向医生述说跌倒的经过，便于医生明确诊断。

5. 及时观察老年人的病情变化。

如果跌倒后老年人没有受伤或受伤轻微，可将老年人慢慢从地上扶起，在椅子上坐下或到床上躺下，躺下后再次检查老年人全身有无受伤，并注意持续观察和询问老年人的身体状况。因为有些损伤短时间内不会出现症状，但随着时间的推移逐步出现症状，尤其是脑部的损伤。家人发现老年人跌倒后一天或数天出现意识异常的，应及时就诊。

（三）协助跌倒老年人起身的方法

1. 确认老年人受伤情况较轻且老年人有能力站起后，用手支撑老年人背部及臀部，协助其侧身。

2. 帮助老年人翻身成俯卧位，双膝跪地，用双手和双膝撑起身体。

3.待老年人身体处于稳定状态后,站到其面前,用双臂伸到老年人腋下,抓稳老年人双肩,并用力向上提拉,嘱咐老年人双腿同时用力,缓慢站起。也可以将不带滚轮的稳固的椅子移到老年人面前,让老年人向前用手抓住椅子,并在老年人身后轻轻托住他的腰部和臀部,让其调整自己的姿势以单膝跪地,协助老年人用自己的手臂和腿撑着站起来。

4.待老年人站稳后,扶他慢慢坐到椅子上,进行休息。

五 跌倒伤情分级知多少

跌倒后,人体会出现一定程度的受伤。目前,我国常用的跌倒后伤情的分级,是根据受伤程度的不同,分为 0 级、Ⅰ级、Ⅱ级、Ⅲ级、Ⅳ级五个等级。如果症状较轻,可自行观察,如果症状较为严重,需要及时到医院就诊。

0 级:通常无伤害,无须进行治疗。

Ⅰ级:伤害程度较轻,仅产生少许皮肤软组织擦伤、挫伤,或小的皮肤撕裂伤,通常不需要进行缝合处理,进行消毒处理即可。

Ⅱ级:伤害程度比Ⅰ级严重。如果程度较轻,局部可能出现皮肤肿胀、淤青、淤血等;如果程度比较重,可发生软组织外伤,如较大或较深的皮肤撕裂伤口、挫伤或扭伤等,需要进行医疗处置,如冰敷,如使用绷带、石膏、夹板等工具进行局部制动;如果是开放性伤口,需要进行清创、伤口缝合、打破伤风针等处理。

Ⅲ级:伤害程度进一步增加,常存在严重性损伤,如骨折、肌肉韧带的损伤,或意识丧失,此时需要紧急救治。如在跌倒现场发现肢体存在变形,怀疑出现骨折,则需要妥善固定患肢,等待 120 到达后转诊。

Ⅳ级:因跌倒产生的持续性伤害而最终致死,这时需要做好老年人的临终护理,减轻老年人在人生最后阶段的痛苦。

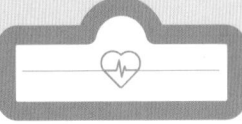

第十二章

关注心理健康，安享晚年生活

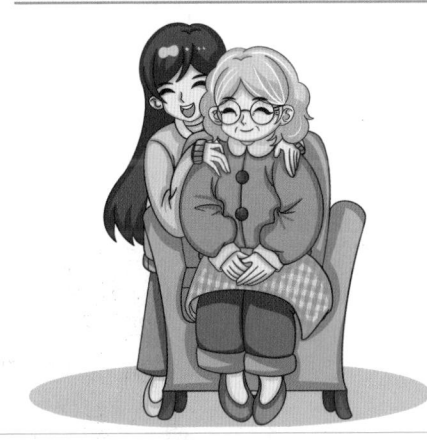

现代社会，老年人心理健康是一个备受关注的问题。尽量考虑全面，给予老年人适当的关怀和支持，帮助老年人保持健康心理，安享晚年生活，是后辈应尽的责任。

一　给老年人多一些陪伴

这天，陈先生风尘仆仆地赶回老家，推开家门后看到的场景却让他险些当场昏厥。原来他牵肠挂肚的父母早已倒在家中，没了呼吸。陈先生家住嘉兴市，老家里有年老的父母。不过陈先生长期在上海工作，偶尔才回老家一趟。三个星期前，陈先生发现打回家的电话无人接听，一时还没放在心上。之后一段时间，陈先生屡次打电话回家，但是依然无人接听。担心出事，陈先生就连夜赶了回去，没想到推开门后就闻到了一股恶臭，父母一个趴在地上、一个躺在床上，已经离开了人世……对于这样的悲剧，我们扼腕叹息。子欲养而亲不待是十分令人悲痛的事情，这个事件进一步提醒了我们要去关注老年人的养老问题。

现今社会，"空巢老年人"、独居老年人的问题日益严重，很多社会问题也摆在了大家面前：我们应该怎样给老年人养老？老年人应如何面对内心的孤独感？如何让父母拥有一个健康快乐的晚年？其实我们很多人都想知道答案。

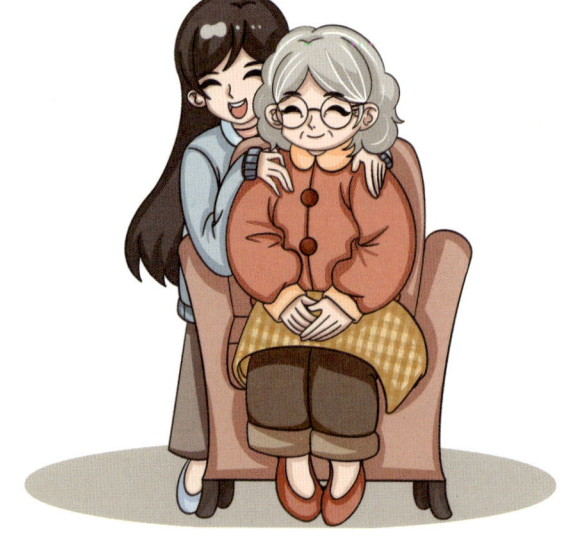

"身体发肤，受之父母"，一个人依托父母来到这个世界上，同时又要依靠父母的辛勤养育才能长大成人。多少父母在孩子生病的日子里忧心忡忡、彻夜无眠；多少父母为使孩子吃饱穿暖，宁愿自己省吃俭用、节衣缩食；多少父母为使孩子生活得体面一些，愿意做牛做马，再苦再累也在所不辞。世界上最难以割舍的就是父母与儿女之间的亲情。儿行千里母担忧，儿女走到哪里，父母的目光就聚焦哪里，哪里就织满着千丝万缕的牵挂。父母对子女的爱总是默默无言又不求回报，他们年老后最大的心愿就是子女们能常回家看看，一起吃团圆饭，有儿孙绕膝，享受天伦之乐。这样简单的心愿，又有多少子女能满足父母呢？由于现代社会的发展，人们生活观念改变，许多子女因为外出求学、工作、结婚而离家，因为各种原因很少回家，平日里与父母的联系也少。这些没有子女陪伴的"空巢老年人"容易倍感凄凉和冷清，尤其是看着别人家团圆的时候，会更加伤心难过。子女总是习惯地认为父母可以守护自己一辈子，后来才发现，原来父母也会变老。在时光的隧道里，一切事物都不会停留，子女成长的速度难以赶上父母老去的步伐，子女欠父母的恩情可以说一辈子都无法还清，子女唯一能做的就是从当下开始，对父母好一些，让他们老去得慢一些。

人老了，需要的不仅仅是物质上的帮助，还有心理上的支持。老年人退休后赋闲在家，无所事事，经常会觉得寂寞无聊，容易产生孤独、抑郁的心理。尤其是随着年龄的增大，老人们的孤独感会更加强烈，他们渴望亲情和心理上的慰藉。作为子女，应该多花时间和耐心陪伴家里的老年人，常回家看看，多陪伴年老的父母坐一会。如果实在是很忙，也要多打几个电话问候父母，减少他们的孤寂感。老人们有了倾诉的对象，感受到了儿女的关爱，他们的心情就舒畅了，他们就满足了。

另外，作为子女要注意关心父母的身体状况，如果发现父母有身体上的不适或病情加重等异常情况时，应及时带他们到正规的医疗机构进行就诊，及时治疗。并且，提醒父母定期进行身体检查（通常建议一年一次，如果有特殊病情需要的，应增加体检次数），以便更好地预防疾病和更早地治疗疾病，这对于提高老年人的生活质量有着重要的意义。建议子女对父母定期进行跌倒风险的评估,如果发现他们存在跌倒风险,应及时采取措施做出防范,并对老年人做好解释和教育工作,提高他们的防跌倒意识。只有对家庭环境中的跌倒危险因素多加留意,对环境设置中的不合理之处想方法进行改善,才能为老年人防跌倒提供强有力的家庭支持,帮助老年人预防跌倒。

 **减轻老年人对子女的依恋心理**

俗话说,"养儿一百岁,常忧九十九。"父母为子女操劳了一辈子,子女是年老父母最大的牵挂。有的老年人交际范围狭窄,生活过于单调,在情感上特别依赖自己成年的子女,这有时候也会造成子女的困扰。

高先生的父亲早逝,他的母亲一个人辛苦把他拉扯大。如今,他的老母亲已经70岁了,他也已经成家立业,开了一家小公司,平时公司应酬多,不能天天回家吃饭。每次外出应酬,老母亲总要打电话询问他的情况,催促他早点回家。高先生在一次外出应酬时,母亲不断地打电话、发信息催促他回家。由于母亲对他高度依恋,他哭笑不得,疲于应对。为此,他找了个机会和母亲坐下来好好沟通。他对母亲说:"您养育我长大非常辛苦,我很理解您习惯了把所有的心思都放在我的身上,但是,这种过度依恋的爱有时让我非常有压力、非常辛苦。为了很小的事情您也要不断地催促我,这样您很辛苦,我也很累。我爱您,我答应以后会多花时间陪伴您,但是我们需要给彼此一定的空间。"

作为父母,老年人受中国传统家庭观念的影响,一辈子围绕着子女转,即使在子女成年后也把生活的重心放在照顾子女上,对子女有着浓重的依恋心理。但是,子女成年后有自己的工作、生活和社交圈子,父母的过度关注和依赖有时候会适得其反,不仅给子女造成心理压力,也不利于父母与子女之间的关系和睦。老年人要学会摆脱传统思想,尝试去建立新的情感关系，减轻对子女的依恋心理，将生活的重心从子女转移到自己身上，多发展自己的兴趣爱好，多交朋友，丰富自己的生活，适当减少对子女的感情投入，降低对子女回报父母的期望值，逐步减轻对子女的依恋状态。

作为子女，面对父母对自己的依恋，除了要给予他们关爱、陪伴和理解之外，也要学会用心说诚实的话，加强与父母的沟通。子女应该向父母表达自己的看法，但是要找准时机，说话的态度要温柔而坚定，让父母知道自己的感受，让他们明白问题所在。总之，要加强和父母之间的沟通，找到解决的方法，让彼此懂得尊重、体谅和包容对方。

三 培养老年人积极的兴趣点

张先生的母亲退休在家后没什么事情可做，经常跟他抱怨日子过得无趣。后来，张先生发现母亲很喜欢花，所以他会在周末的时候带母亲去花市，观赏美丽的花卉的同时，还可以挑选一些带回家让母亲摆弄，把家里布置得很漂亮。他还为母亲报了"花艺班"，让母亲学习养花和插花。每次看到母亲在阳台上浇水、松土，他都会赞美母亲："妈妈，您的手真巧，这些花因为您而更美了！我们家也因为您的花更美了！"听到这些，母亲的脸上洋溢着愉悦的笑容，上花艺班更起劲了，从此也不再抱怨生活无趣。

老年人经常会因为孤独、生活重心没有依托而容易胡思乱想，产生心理问题。帮助老年人发掘和培养兴趣爱好，可以让他们找到生活的乐趣，找到精神的寄托。因此，子女可以鼓励父母积极参加适当的兴趣活动，培养老年人的兴趣和爱好。比如唱歌、跳舞、下棋、打桥牌、听音乐、绘画、练书法、学诗词等爱好，打太极拳、练气功、门球比赛等健身活动等。也可以在日常生活中准备一些正向积极的书籍、杂志，和父母一起读书，培养阅读习惯。总之，要让老年人老有所乐。

四 帮助老年人和社会接轨

赵女士的爸爸退休之后的两年，老是闷在家里。她爸爸的性格比较内向，平时不太爱和人交流。因为害怕爸爸憋出病来，赵女士特地为他更换了新款智能手机，并教会他如何使用微信等常用软件，想丰富一下老年人的退休生活。没想到，70多岁的老爸挺"好学"，很快就将智能手机的使用方法摸得门儿清。没多久，赵女士的爸爸就可以自己用手机预约挂号、开药了，还会打视频电话来看看外孙，也会偶尔和以前的老同事聊聊微信，相约一起去公园遛弯。这让赵女士感到很开心。

许多老年人退休后脱离了工作岗位，对社会时事的关注度和社交活动都减少了，整日无所事事，很容易产生"与社会脱节""人老不中用""被社会淘汰"等消极心理。面对这种情况，子女和年轻人应多与老年人交流和沟通。老年人往往富有人生阅历，他们的经验也很有用，可以使年轻一代得到教益与启迪。年轻人在倾听老年人讲话时要特别耐心，并给予他们肯定，使老年人感受到被尊重，这有利于消除隔阂感。另外，鼓励老年人改变生活方式，走出去多交朋友，积极参加社会活动、公益活动，参加兴趣班、老年大学，外出旅行等，都有利于充实生活，提高他们的自我认同感。

如今是数字化、信息化时代，在生活中，不少老年人在电子产品面前束手无策。例如：不会网络购物，不会使用手机预约看病，不知道如何线上发红包等。老年人也渴望从朋友圈的照片和文字中发现和捕捉子女和孙辈的近况，他们也盼望和老同学、老朋友、老同事说说家长里短，他们也期望在互联网上展示自己的风采。当老年人成为数字时代的边缘群体，他们的日常生活有了诸多不便，同时也会让他们产生与社会脱轨的失落感。子女或年轻人可以为老年人购买容易操作、功能齐全的智能手机，并耐心地教他们使用手机的方法，比如教会老年人自己使用手机预约挂号看病、使用手机扫码付款等，消除老年人的"数字鸿沟"，让老年人重新与数字化时代接轨。值得注意的是，如果老年人太过于沉迷手机，变成"手机控"，也会对老年人的健康产生不良影响。所以，老年人不能长时间用手机"刷网"，要注意安排好使用手机的时间。同时，网络世界鱼龙混杂，充满着形形色色的诱惑和陷阱，老年人容易成为一些不法分子的欺骗对象。所以，在教他们使用手机的同时，也要对他们进行防诈骗的安全教育，避免老年人受到物质上的损失或精神上的伤害。

五 开导老年人看开生老病死

冯女士的爸爸患有高血压病和心脏病，是需要定期回医院进行体检和治疗的。但是，冯爸爸总是害怕去医院，他感觉每次去医院都要做很多的检查，要花大钱。他更害怕的是，万一查出自己有什么大病要住院，进了医院就有去无回了。有什么不舒服，他就自己吃点药，无论冯女士怎么生拉硬拽，他也不为所动。

生老病死是人生必经的过程，老年人年纪越大，越会产生一些讳疾忌医的心理，表现为不愿意去看医生、不愿意去做体检等。他们这么做的原因不外乎是害怕麻烦、拖累子女，出于对疾病的不了解，他们容易恐惧焦虑，害怕看病多花钱，担心老伴没人照顾。老年人心理都比较敏感，他们觉得自己的病不是大问题，熬熬就过去了。如果去医院会浪费子女的时间和金钱，他们心里不好受。如果去看病或检查发现了是大病或是不治之症，他们则会非常恐慌，害怕疾病带来的痛苦，更害怕疾病带来的巨大费用会拖累家庭。

这时，首先要了解老年人拒绝就医的原因。可以用委婉的话语问父母："您在担心什么？""给医生看看比较放心，说不定没什么事，吃点药就好了。"也可以请对长辈有影响力的老友、老邻居、叔伯阿姨来帮助劝说开导。

子女应通过各种方式让他们意识到，面对疾病要学会保持一种积极的心态，配合医生的治疗去战胜它，而不是采用消极的做法抗拒就医，骗己骗人，最终将小病拖成大病。子女平时要多关心老年人，多向老年人普及健康知识，以免老年人因不了解而产生畏惧和焦虑心理，影响老年人心理及生理健康。

六 与老年人沟通的技巧

（一）灵活地运用老年人感兴趣的话题

子女与老年人沟通时，可以先从老年人感兴趣的话题开始。比如说，与老年人谈谈家中的亲人好友的近况、家乡的名胜特产、各地风土人情、有趣往事、年轻时喜欢的电影等。通过勾起老年人的美好回忆，拉近与他们之间的距离，让老年人沉浸在亲情与乡情的美好氛围当中，让他们感觉心境平静愉悦。

（二）用合适的讲话方式来进行沟通

老年人会因为社会地位和以前的经历等原因，有自己喜欢的谈话方式。比如：比较喜欢对方使用礼貌用语，喜欢对方用谦逊的讲话态度，或喜欢别人用尊敬的态度来对待他们。子女可以在双方沟通过程中注意观察老年人的表情，寻找容易让老年人接受、喜欢的谈话方式。

（三）把握好谈话的节奏和时机

大部分老年人不喜欢快速的谈话节奏。老年人需要一定的时间去理解谈话的内容，应该要给老年人留有理解和思考的时间，把握好谈话的节奏，这样可以更好地和老年人沟通。同时，应该选择在老年人情绪稳定、身体舒适的状态下进行谈话，避免选择在老年人需要休息、进食、治疗的时间里进行。

（四）要积极回应老年人的唠叨

俗话说："人老话多，树老皮多。"老年人都喜欢唠叨，总是重复一个话题，把说过的事情说了又说，这是他们记忆力下降的一种表现，也是他们对生活执着态度的一种体现。子女或年轻人应该给予理解，耐心听他们说，尽量不要在他们面前表现出不耐烦，给予他们尊重。

（五）不要轻易地批评老年人

老年人常常有一些观点让人感到过时、老套。这时候，不要轻易去批评、斥责他们，伤害他们的自尊，这样容易引起老年人的失落感和孤独感。如果觉得老年人的观念是错误的，可以委婉地指正，但不要粗暴地指责。

人终将老去。选择健康的生活方式，预防跌倒以延年益寿，保障老年生活质量，是老人们及后辈们共同的愿望，也是此书编写的初衷。希望此书能成为老人们的健康伴侣。

图书在版编目（CIP）数据

老年人防跌倒手册 / 李春梅主编. -- 长沙 : 湖南
科学技术出版社, 2024.12
ISBN 978-7-5710-2660-8

Ⅰ. ①老… Ⅱ. ①李… Ⅲ. ①老年人－猝倒－预防
（卫生）－手册 Ⅳ. ①R592.01-62

中国国家版本馆 CIP 数据核字(2024)第 003412 号

LAONIANREN FANG DIEDAO SHOUCE
老年人防跌倒手册

主　　编：李春梅
出 版 人：潘晓山
责任编辑：杨　旻　兰　晓　曾志远
出版发行：湖南科学技术出版社
社　　址：长沙市芙蓉中路一段 416 号泊富国际金融中心
网　　址：http://www.hnstp.com
湖南科学技术出版社天猫旗舰店网址：
　　　　　http://hnkjcbs.tmall.com
邮购联系：0731-84375808
印　　刷：长沙市雅高彩印有限公司
　　　　（印装质量问题请直接与本厂联系）
厂　　址：长沙市开福区中青路 1255 号
邮　　编：410153
版　　次：2024 年 12 月第 1 版
印　　次：2024 年 12 月第 1 次印刷
开　　本：710 mm×1000 mm　1/16
印　　张：12
字　　数：172 千字
书　　号：ISBN 978-7-5710-2660-8
定　　价：59.00 元